Marina Lommel

LOW CARB TYPGERECHT

Marina Lommel

LOW CARB TYPGERECHT

Die individuelle 30-Tage-Fatburn-Challenge

südwest

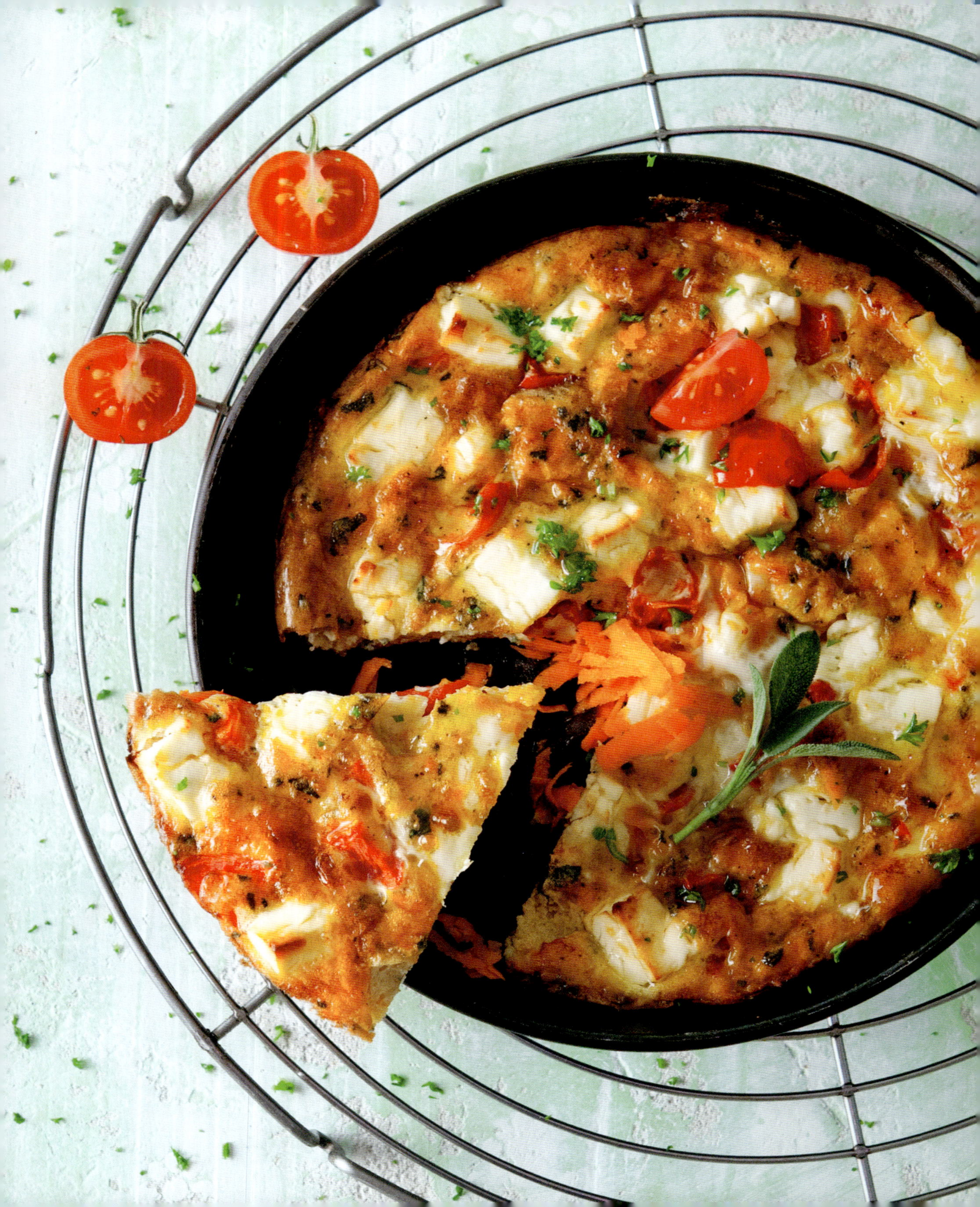

INHALT

Schlank sein ist einfach

Im Laufe der Evolution hat der menschliche Stoffwechsel zahlreiche Mechanismen entwickelt, die unser Körpergewicht in gesunden Grenzen halten. Eigentlich logisch, denn in der Evolution ging es immer nur um eines: ums Überleben. Unsere Vorfahren mussten vor Säbelzahntigern davonrennen und auf Beutejagd gehen. Dafür brauchten sie einen fitten, belastbaren Körper. Alle, die von Untergewicht geschwächt nicht mehr schnell genug rennen konnten, und all die, die stark übergewichtig außer Atem aufgeben mussten, haben es wahrscheinlich des Öfteren nicht geschafft, zu entkommen, wenn ein Säbelzahntiger um die Ecke kam. Für unsere Vorfahren war es also überlebenswichtig, dass sie weder zu dürr noch zu dick waren.

Dabei hatten sie keine Hilfe durch Ernährungsexperten und Fitnessgurus und auch keine Ahnung von der neuesten Trend-Diät. Der Vorgang des „Gewichthaltens“ lief ganz ohne Nachdenken ab. Ein komplexes System an Rezeptoren, Hormonen und Nervenzellen registrierte rund um die Uhr, welche Nahrung hereinkam und wie voll die Energiespeicher aktuell waren. Sanken die Vorräte, gab das System dem Gehirn das Signal „ab auf die Jagd“. Waren die Speicher gut gefüllt, kam kein Hunger auf und man konnte noch eine Runde in der Sonne liegen, statt sich auf eine beschwerliche Jagd zu machen.

Für Notzeiten hatte der Körper vorgesorgt. Gespeichert im Fettgewebe war gerade so viel Energie, dass sich eine Nahrungsknappheit gut überwinden ließ. Aber nicht zu viel, damit die Sache mit dem Jagen und Rennen nicht beeinträchtigt war. Das Schöne daran: All diese unbewussten Regelmechanismen sind uns bis heute erhalten geblieben. Auch im Stoffwechsel des Menschen im 21. Jahrhundert wird das Gehirn stets von Hormonen und Neuronen (Nervenzellen) darüber informiert, wie die aktuelle Versorgungslage aussieht, und entscheidet dann, ob es das Signal „Hunger“ herausgibt oder auf „satt“ schaltet. Absolut entspannt und ohne psychischen Stress beim Essen.

Schlank sein sollte so einfach sein. Aber warum ist es das nicht mehr? Warum ist Abnehmen auf ein gesundes Körpergewicht so oft mit Hunger, Verzicht, Frust und Traurigkeit verbunden? Warum brauchen wir so viel Willen, so viel Disziplin und warum erledigt unser inneres Regelsystem nicht einfach seine Arbeit?

Unsere Nahrung hat sich verändert.

Ein Beispiel: Ich bin Ernährungswissenschaftlerin und im Studium konnte ich des Öfteren mögliche Arbeitsfelder der Zukunft besichtigen. Eine Exkursion führte in eine Schokoladenfabrik. Auch dort arbeiten Ernährungswissenschaftler, die versuchen, die Sensorik (also den Geschmack, den Geruch und das Mundgefühl) der Schokolade zu verbessern oder die Zusammensetzung zu optimieren. Auf die Frage, was denn eine optimale Schokolade ausmache, antwortete uns damals der dortige Experte: „Bei einer guten Schokolade darf das Sättigungsgefühl nicht zu lange anhalten. Wenn Sie von einer Tafel fünf Stunden lang satt wären, dann würden Sie ja erst einmal ein paar Tage keine Lust mehr auf Schokolade haben.“

Ich war überrascht: Von einer Tafel Schokolade, die 500 bis 600 Kilokalorien liefert, soll ich nicht fünf Stunden lang satt sein dürfen?

Ich finde, diese Kalorienmenge sollte durchaus das Zeug haben, mich fünf Stunden lang zu sättigen.

Wir Ernährungswissenschaftler wissen genau, wie die internen Mechanismen im Körper funktionieren, die uns nach der Aufnahme bestimmter Nährstoffe und ausreichend Energie „satt" machen. Das heißt aber auch: Wir wissen genau, was wir tun müssen, um die natürliche Regulation außer Kraft zu setzen. Wir wissen, wie Hungerhormone entstehen und wie wir möglichst viel davon produzieren.

Deshalb arbeiten Ernährungswissenschaftler in einer Schokoladenfabrik. Jedoch nicht nur dort, sondern in allen großen Firmen, die Lebensmittel produzieren. Sie kümmern sich darum, dass das Brötchen vom Bäcker schön knuspert und innen trotzdem so weich ist, dass wir es dick mit Butter bestreichen, mit Wurst oder Käse belegen und genüsslich verzehren wollen. Sie sorgen dafür, dass die Schokolade bei einem Eis am Stiel so schön knackt, dass ganze Kinosäle von diesem Sound erfüllt werden können und wir auch nach dem Eis immer noch nicht zu satt für ein klein wenig Popcorn sind ... oder auch für etwas mehr. Sie tun alles, um die natürlichen Mechanismen von Hunger und Sättigung außer Kraft zu setzen. Denn natürlich verkauft jeder Lebensmittelkonzern lieber zwei Packungen Kekse anstatt einer. Es geht schlichtweg ums Geld.

Wie kommen wir da wieder raus? Wir müssen anders essen! Erst wenn du verstehst, warum das eine Lebensmittel dich immer hungriger und hungriger macht. Warum der letzte Diät-Versuch gescheitert ist. Warum Verzicht auf bestimmte Nahrungsmittel dich miesepetrig macht, du reizbar wirst und am Ende eine Diät hinwirfst. Erst wenn du weißt, was hinter all dem steckt, wird es dir leichtfallen, die richtigen Entscheidungen zu treffen.

Darum werde ich dir im ersten Teil des Buches diese Hintergründe erklären. Gestärkt mit diesem Wissen kannst du den zweiten Teil des Buches angehen. Darin liefere ich dir einen konkreten Fahrplan und Rezepte, mit denen du es schaffst, die natürlichen Regelmechanismen deines Körpers wieder in Gang zu bringen und ohne Hunger genüsslich abzunehmen.

Wenn du deine Ernährung in die eigene Hand nimmst, dann kann es schon einmal vorkommen, dass Kollegen oder Freunde nicht davon begeistert sind, dass du in der Mittagspause nicht mit ihnen Schnitzel isst. Vielleicht wirst du dir den einen oder anderen Kommentar anhören müssen. Aber das macht nichts.

Denn du bist jetzt ein Foodpunk!
Ein Foodpunk? Genau!

Du schwimmst gegen den Strom. Du wirst echt gesund, echt natürlich und echt lecker essen. Obwohl das eigentlich der Normalzustand sein sollte, braucht es heutzutage schon ein wenig Rebellentum, um das durchzuziehen.

Du bist ab heute ein Foodrebell. Du lässt dir von keiner Werbetafel mehr sagen, was Sache ist. Du nutzt dein neugewonnenes Wissen und triffst die richtigen Entscheidungen. Dein Hunger schwindet, dein Körper wird schlanker und du wirst zum Vorbild für andere.

Du rockst das!

Marina, Ernährungswissenschaftlerin
und Foodpunk

FOOD-
WISSEN

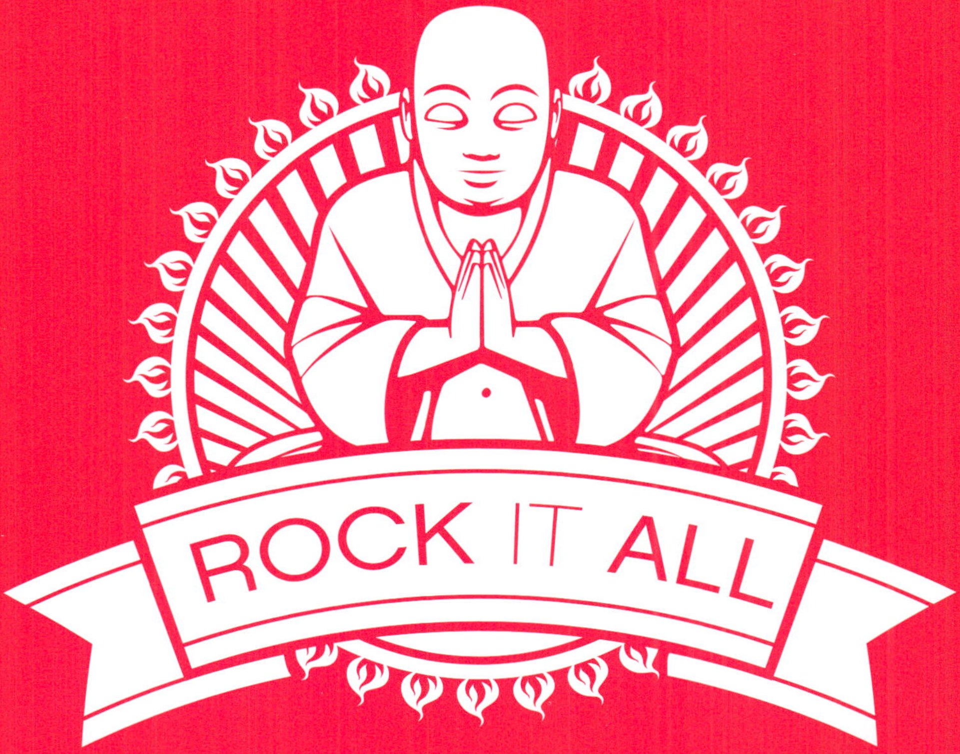
ROCK IT ALL

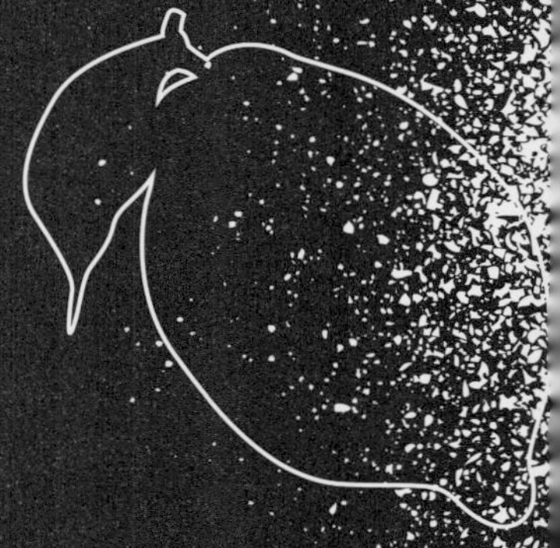

DIE MACHT DER ERNÄHRUNG

Woraus bestehst du? Also ganz objektiv gesehen, wenn ich ein Stück von dir unter dem Mikroskop betrachten würde? Da sind Zellen. Diese Zellen bilden Organe und Blutgefäße. In den Blutgefäßen schwimmen Botenstoffe, zum Beispiel Hormone. Hormone steuern viel, etwa deine Fruchtbarkeit und deine Stimmung. Aber woraus bestehen diese Zellen, Organe, Blutgefäße, diese Hormone und alles andere? Lehn dich zurück und genieße die Macht der Ernährung.

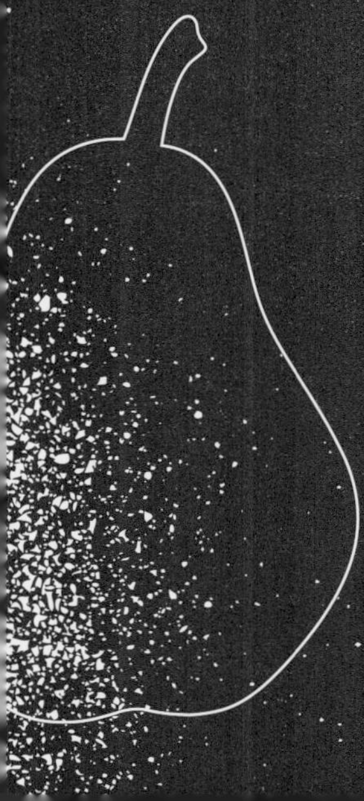

Die Ernährung hat eine unglaubliche Macht. Denn der Spruch „Du bist, was du isst" trifft zu: Alle Körperstrukturen, alle Zellen, alle Enzyme, alle Hormone bestehen aus Molekülen, die du einmal mit der Nahrung aufgenommen hast. Die Hauptbausubstanz sind Proteine (auch Eiweiße genannt), die aus zusammengesetzten Aminosäuren bestehen. Diese Aminosäuren werden mit der Nahrung aufgenommen und für den Bau von Sehnen, Bindegewebe und Muskeln verwendet. Aber auch Enzyme, die den Stoffwechsel steuern, und Hormone, die Gefühle steuern, bestehen aus Proteinen. Stell dir vor, welchen Einfluss die Menge und Qualität von Protein und Aminosäuren in deinem Essen auf dein Wohlbefinden und deine Gesundheit hat.

Was passiert, wenn einer der Bausteine fehlt?

Sagen wir, ein wichtiger Baustein für das Glückshormon Serotonin würde deinem Körper fehlen. Dann könnte sich das so zeigen: Es gibt vielleicht vieles, was dich glücklich machen sollte – du hast ein schönes Leben, eine anspruchsvolle und belohnende Arbeit und ein entspanntes Umfeld aus Partner, Freunden und Familie ... kurz: Alles ist da und du weißt, dass es eigentlich keinen Grund gibt, unglücklich zu sein. Aber dennoch spürst du es nicht richtig, das Glück. Denn in deinem Blut schwimmen keine Glückshormone. Der Grund: Die Werkstatt für Serotonin liegt lahm, weil ein wichtiges Teil nicht rechtzeitig nachgeliefert wurde.

Stell dir umgekehrt vor, die Werkstatt für Serotonin hat ausreichend Vorräte von allen wichtigen Teilen und die Lieferkette funktioniert reibungslos. Wie am Fließband kann ständig das Glückshormon produziert werden und plötzlich gehst du auch durch belastende Situationen mit Zuversicht und einem Lächeln.

Stoffwechsel ist Fließbandarbeit

Ein anderes Beispiel: Enzyme spielen eine wichtige Rolle in deinem Stoffwechsel. Im Prinzip besteht der gesamte Stoffwechsel aus Enzymen, die wie an einem Fließband ein Molekül in ein anderes Molekül umwandeln. Wenn zum Beispiel Fett abgebaut wird, ist eine Vielzahl von Enzymen im Einsatz. Jedes von ihnen hat eine ganz spezielle Funktion. Am Anfang haben wir eine Fettsäure. Das erste Enzym verändert die Fettsäure ein bisschen und sie sieht nun von der Struktur anders aus. Das Enzym hat aus der Fettsäure ein neues Molekül gemacht. Das zweite Enzym baut die Fettsäure wieder etwas um. Bei manchen Stoffwechselwegen sind zehn, zwanzig oder mehr Enzyme hintereinandergeschaltet, die das ursprüngliche Molekül – in diesem Beispiel die Fettsäure – weiter umwandeln. Bis am Ende das herauskommt, das der Körper haben will. Also Energie, CO_2 und Wasser, wenn eine Fettsäure abgebaut und „verbrannt" wird.

Jedes Enzym kannst du dir wie eine Station an einem langen Fließband vorstellen. Was passiert, wenn ein Enzym ausfällt, also bildlich gesprochen: einer der Fließbandarbeiter mal eben auf Toilette muss? Ein langer Stau entsteht. Die Moleküle werden angeliefert, aber nicht weiterbearbeitet. Der Stau wird immer länger, alles wird lahmgelegt. Plötzlich können keine Fettsäuren mehr abgebaut werden. Nur, weil Enzym Nummer 17 zu lange nicht arbeiten konnte.

Werkzeuge und Baustoffe des Stoffwechsels

Viele Enzyme benötigen für ihre Arbeit außerdem noch spezielle „Werkzeuge", sogenannte Cofaktoren. In unserem Stoffwechsel ist zum Beispiel Eisen solch ein unersetzbares Werkzeug, oder auch das Vitamin B_{12}. Wenn in der Nahrung eine spezielle Aminosäure fehlt, aus der ein bestimmtes Enzym aufgebaut wird, dann können keine neuen Enzyme dieser Sorte gebildet werden. Der Fettstoffwechsel kommt zum Erliegen, bis wieder die richtigen Bausteine mit der Nahrung geliefert werden.

Vitamine und Mineralstoffe sind Werkzeuge, die unser Stoffwechsel braucht.

Proteine und Aminosäuren sind also äußerst wichtig für den Aufbau von Hormonen, Enzymen und den reibungslosen Stoffwechsel – und unerlässlich für Muskeln und Sehnen.

Fette und Kohlenhydrate sind daran beteiligt, dass unser Körper zu dem wird, was er ist. So enthalten zum Beispiel unsere Zellmembranen ganz bestimmte Fettsäuren. Je nachdem, welche Fettsäuren wir Tag für Tag mit der Nahrung aufnehmen, sind die Zellmembranen elastisch und stabil oder starr und brüchig. Ganz besonders gut zeigt sich dies an der Haut: Sie kann trocken, rissig und faltig sein – oder weich, frisch und straff. In unzähligen Bereichen des Körpers sind Fettsäuren eine wichtige Bausubstanz. Dein allerwichtigstes Organ – dein Gehirn – besteht zu 60 Prozent aus Fett! Fett ist also keinesfalls der böse Feind, für den es lange gehalten wurde. Sogar das verteufelte Cholesterin spielt eine wichtige Rolle im Körper, denn es ist der Ausgangsstoff für viele Hormone.

Und auch Kohlenhydrate haben ganz spezielle Funktionen im Körper. Viele Proteine sind mit speziellen Kohlenhydratmolekülen zu sogenannten Glycoproteinen verbunden. Ein Beispiel dafür sind die Blutgruppen-Antigene auf den roten Blutkörperchen. Auch die Zellen des Immunsystems arbeiten ganz intensiv mit dieser Mischform aus Proteinen und Kohlenhydraten. Über die Kohlenhydratstrukturen erkennen sich Zellen gegenseitig oder im Falle des Immunsystems erkennen die Zellen ihren Feind.

Moleküle kontrollieren unser Gehirn

In unserem Gehirn kümmern sich 86 Milliarden Nervenzellen darum, dass Reize von außen und innen verarbeitet werden und die korrekte Reaktion darauf ausgelöst wird. Diese Nervenzellen sind unsere Schaltzentrale und steuern unbewusste, aber auch bewusste Abläufe. Immer dann, wenn ein Reiz – anders gesagt, eine Information – von A nach B weitergeleitet werden muss, geschieht das mit elektrischen Impulsen. Hierbei spielen kleine Moleküle und Atome eine Rolle, die positiv oder negativ geladen sein können. Man nennt sie Ionen.

Calcium-, Natrium- und Kalium-Ionen sind positiv geladen, Chlorid-Ionen negativ. Calcium, Kalium, Natrium und Chlorid sind Mineralien, die wir mit der Nahrung aufnehmen. Dazu kommen noch einige negativ geladene Proteine, die in der Nähe umherschwimmen. All diese Teilchen sind außen und innen an der Membran der Nervenzelle so verteilt, dass die Membran außen negativ und innen positiv geladen ist. Diese „Spannung“ macht es möglich, dass Reize entlang der Nervenzellen geleitet werden können. Für jede Bewegung, für jeden Gedanken braucht dein Gehirn also diese Mineralstoffe in der richtigen Menge.

Wenn nun ein Mangel an einem der Nährstoffe besteht, dann fallen wir ganz sicher nicht von einem Tag auf den anderen tot um. Normalerweise hat der Körper viele Backup-Mechanismen und ist äußerst widerstandsfähig. So können zum Beispiel viele Aminosäuren aus anderen Aminosäuren umgewandelt werden. Lediglich die essenziellen Aminosäuren müssen mit der Nahrung aufgenommen werden. Auch Kohlenhydratmoleküle kann der Körper aus Aminosäuren herstellen. Deshalb macht sich ein Mangel selten drastisch bemerkbar. Die Zellen fangen nicht an zu schreien, unser Gesicht läuft nicht blau an und wir bekommen auch keine akuten starken Schmerzen. Stattdessen bremst uns der Mangel einfach ein bisschen. Wir kommen etwas schlechter aus dem Bett. Wir kommen etwas schneller aus der Puste. Wir werden schleichend ein bisschen dicker ... Wir fühlen uns im Alltag ein klein wenig abgeschlagener. Die Veränderungen passieren allmählich, sodass wir sie oft gar nicht wahrnehmen. Stattdessen ist das für uns „normal": Es ist doch normal keinen Bock auf die Arbeit zu haben. Es ist doch normal, mit den Jahren etwas zuzunehmen, oder? Es ist doch normal, wenig Lust auf Bewegung zu haben. Jeder kommt doch morgens schlecht aus dem Bett! Jeder ist doch mal schlecht drauf ... Wir akzeptieren das. Wir finden das normal. Und merken nicht, dass es uns schleichend schlechter und schlechter geht.

Dabei strotzt der menschliche Körper vor Fitness, wenn er gut versorgt wird. Wir sind von Natur aus sozial aktive, sportliche, motivierte Menschen. Körper, Fitness und Psyche haben so ein großes Potenzial! Doch wir nutzen es nicht. Weil der Körper meist nicht das bekommt, was er braucht. Stell dir vor, er bekommt ab sofort hundert Prozent von all dem was er braucht – und noch etwas mehr, um die Vergangenheit auszugleichen: Dann gibt es hundert Prozent Fitness, hundert Prozent gute Laune, hundert Prozent schlanker Körper, hundert Prozent blühendes Leben ...

Du hast es in der Hand!

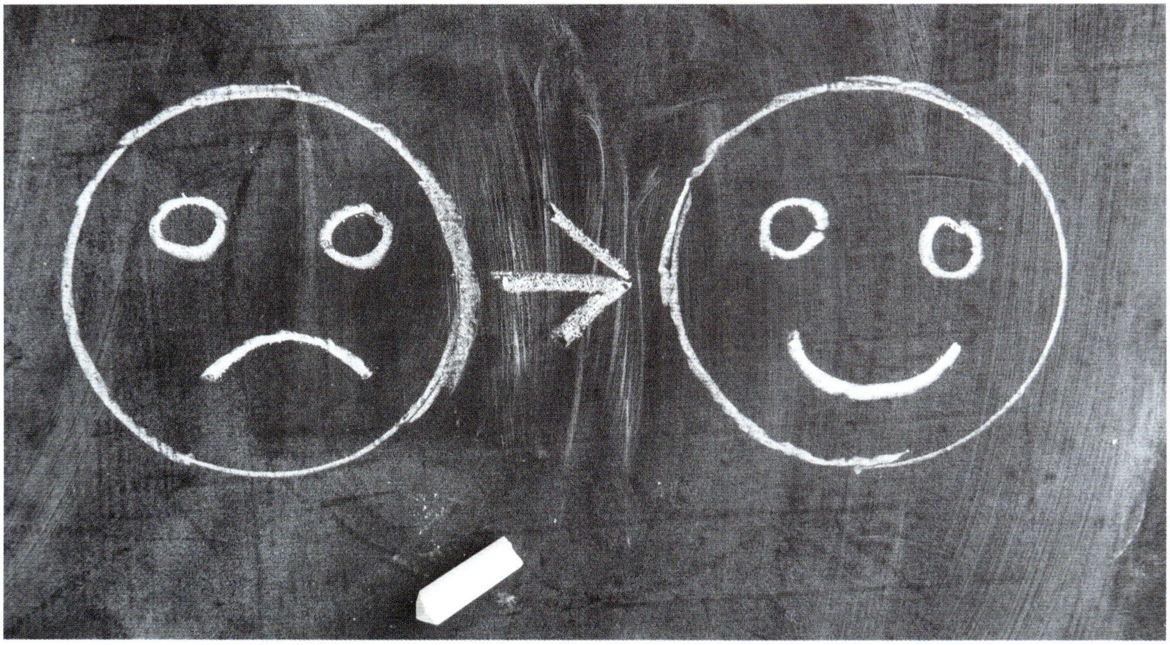

DIE NÄHRSTOFFE STELLEN SICH VOR

Das Wissen über die Nährstoffe hilft uns zu verstehen, wie Hunger und Sättigung im Körper zustande kommen – und damit auch, warum du zu- oder abnimmst. Proteine, Kohlenhydrate und Fette gehören zu den Makronährstoffen. Sie machen den größten Teil unserer Nahrung aus und sind der größte Energielieferant. Mikronährstoffe sind Vitamine und Mineralstoffe. Sie sind die Werkzeuge, die unser Stoffwechsel zum Arbeiten braucht.

Wenn eine Diät funktionieren soll, ist ein reibungslos laufender Stoffwechsel enorm wichtig. Deshalb sollte eine gute Ernährungsform zum Abnehmen stets alle wichtigen Stoffe in ausreichender Menge liefern. Solange der Körper gut mit allen wichtigen Mikro- und Makronährstoffen versorgt wird, tritt weniger Hunger auf und der Stoffwechsel arbeitet optimal. So wird auch ein Jo-Jo-Effekt verhindert. Denn mangelt es an einem der essenziellen Stoffe, schaltet der Körper auf Hunger. So lange, bis man genug vom Fehlenden zu sich genommen hat. Ob es nun Makronährstoffe wie Proteine, Kohlenhydrate und Fette sind oder Mikronährstoffe wie Vitamine und Mineralstoffe.

Kohlenhydrate

Kohlenhydrate bestehen aus Zuckermolekülen. Je nachdem, wie viele Zuckermoleküle miteinander verbunden sind, spricht man von Einfachzucker (Monosaccharide), Zweifachzucker (Disaccharide) oder Mehrfachzucker (Polysaccharide). Ein Einfachzucker ist ein einzelnes Zuckermolekül. Das kann Glukose sein, Fructose oder auch Galaktose. Es gibt eine Vielzahl verschiedener Einfachzucker, die alle eine ähnliche chemische Struktur haben. Wenn zwei Einfachzucker verbunden werden, entsteht ein Zweifachzucker. Dazu gehört der normale Haushaltszucker (die Saccharose) und der Milchzucker (die Laktose). Es gibt auch Kohlenhydrate aus drei Zuckermolekülen, aus zehn oder aus Hunderten. Die Vielfalt der Kohlenhydrate ist riesig. Stärke, wie sie in Kartoffeln oder Reis vorkommt, ist ein sehr langes Kohlenhydrat aus unzähligen Glukosemolekülen.

Wenn Kohlenhydrate verdaut werden, müssen die Zuckermoleküle im Darm voneinander getrennt werden. Erst dann können sie in das Blut aufgenommen und an ihr Ziel gebracht werden. Je länger ein Kohlenhydratmolekül ist, desto länger dauert es, bis es von Verdauungsenzymen in seine Einzelteile zerlegt wurde. Darum gehen Glukose oder Saccharose sehr schnell ins Blut. Langkettige Kohlenhydrate aus stärkehaltigen Nahrungsmitteln, wie zum Beispiel aus Reis, werden langsamer zerlegt, die Energie aus diesen Nahrungsmitteln wird also nach und nach verfügbar. Wie schnell Kohlenhydrate aufgespalten werden und der Einfachzucker Glukose in das Blut gelangt, spielt eine große Rolle für die Ausschüttung von Insulin (siehe ab Seite 20) – ebenfalls ein wichtiger Mitspieler im Abnehmprozess.

Proteine

Proteine sind wie Kohlenhydrate aus mehreren Einzelteilen zusammengesetzt. In diesem Fall sind es aber nicht einzelne Zuckermoleküle, sondern einzelne Aminosäuren.

Wenn wir Proteine aus Fleisch, Fisch, Eiern oder proteinreichen Gemüsesorten verzehren, dann ist für unseren Körper besonders wichtig, welche Aminosäuren sich darin verbergen. Wie Kohlenhydrate werden auch Proteine bei der Verdauung durch Enzyme in ihre einzelnen Bausteine zerlegt. Die einzelnen Bausteine – die Aminosäuren – werden dann aufgenommen. Unser Körper benötigt verschiedene Aminosäuren in unterschiedlicher Menge. Proteinquellen sind umso wertvoller, je besser sie den Bedarf des Körpers treffen. Viele Aminosäuren kann unser Körper ineinander umwandeln. Die acht essenziellen Aminosäuren aber kann er nicht selbst herstellen, sondern muss sie mit der Nahrung aufnehmen. Hochwertige tierische Proteinquellen, zum Beispiel Eier oder Rindfleisch, liefern einen perfekten Mix an diesen essenziellen Aminosäuren.

Fette

Während Kohlenhydrate und Proteine wasserlöslich sind, sind es Fette nicht. Sie können sich nur in anderen fettartigen Substanzen lösen. Deshalb bildet Fett kleine Tröpfchen, wenn man es mit Wasser mischt.

Fettsäuren gibt es in gesättigter und ungesättigter Form.

Ungesättigte und mehrfach ungesättigte Fettsäuren erfüllen im Körper spezielle Funktionen. So tragen zum Beispiel Omega-3-Fettsäuren zu einem gesunden Gehirn und guter Sehkraft bei und können sich positiv auf die Blutfettwerte auswirken. Diese ungesättigten Omega-3-Fettsäuren kann unser Stoffwechsel nicht selbst herstellen, sie müssen aufgenommen werden. Ungesättigte Fettsäuren lassen sich am besten mit Vitaminen vergleichen. Sie wirken wie ein Werkzeug für unseren Stoffwechsel. Sie sind allerdings recht instabil und sollten nicht zu lange lagern und beim Kochen nicht zu stark erhitzt werden – sonst können ungesunde Trans-Fettsäuren entstehen.

Ein Happen Wissen

Kaltwasserfische enthalten viele ungesättigte Omega-3-Fettsäuren. Der Grund: Diese Fische müssen auch in sehr kaltem Wasser schwimmen können. Hätten sie gesättigte Fettsäuren in ihren Zellmembranen, würden sie starr wie ein Klotz Butter werden. Durch die ungesättigten Fettsäuren in den Zellmembranen bleiben die Fische bei Kälte beweglich.

Wenn es nicht um spezifische Funktionen im Stoffwechsel geht, sondern um die Energiegewinnung, dann sind gesättigte Fettsäuren gut. Sie sind sehr stabil, können nicht zu Trans-Fettsäuren werden und machen lange satt.

Du kannst übrigens rasch erkennen, worin gesättigte und worin ungesättigte Fettsäuren enthalten sind: Je mehr ungesättigte Fettsäuren ein Lebensmittel enthält, desto flüssiger ist es bei Kälte. Stell eine Flasche Olivenöl in den Kühlschrank und lege eine Packung Butter dazu: Das Olivenöl bleibt bis auf wenige Klümpchen flüssig, die Butter wird hart.

Ketonkörper

Schon einmal etwas von Ketonkörpern gehört? Sie gehören zwar nicht zu den drei Makronährstoffen, sind aber auch Moleküle, die in unserem Körper zur Energieversorgung beitragen können. Wenn du für eine längere Zeit fastest oder dich kohlenhydratarm ernährst, bildet die Leber Ketonkörper aus Fettsäuren. Sie können nur entstehen, wenn nicht zu viele Kohlenhydrate im Körper unterwegs sind. Die Ketonkörper sind wasserlöslich und gelangen von der Leber beispielsweise in die Muskulatur, ins Gehirn und in den Herzmuskel. Dort werden sie abgebaut und dienen der Energieversorgung der Zellen. Oft heißt es, das Gehirn könne nur mit Glukose versorgt werden. Falsch! Denn sobald Ketonkörper im Blut unterwegs sind, zieht das Gehirn diese liebend gern zur Energiegewinnung heran.

Ballaststoffe

Ballaststoffe gehören chemisch gesehen zu den Kohlenhydraten. Wie gesagt gibt es unzählige verschiedene Varianten von Kohlenhydra-

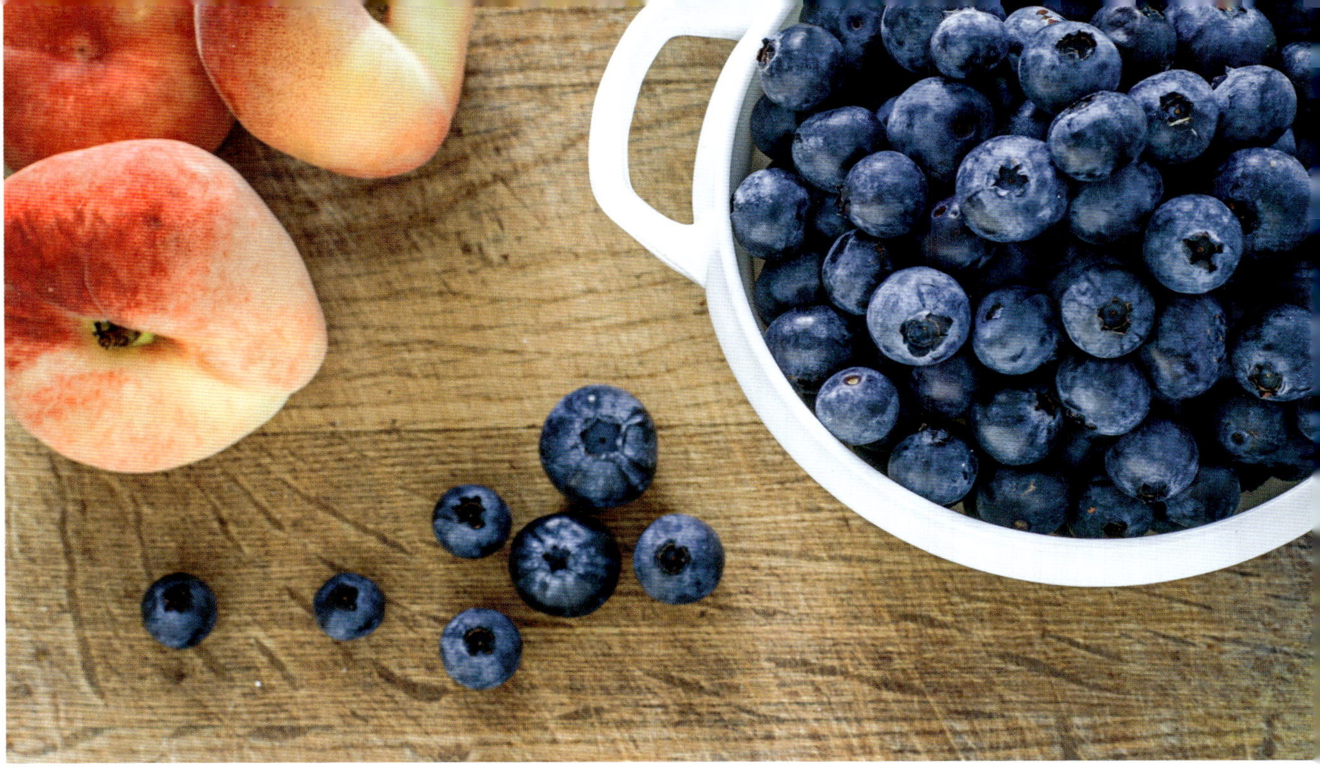

ten, da einzelne Zuckermoleküle auf die unterschiedlichsten Arten miteinander verknüpft werden können. Nicht jede dieser Verknüpfungen kann unser Verdauungssystem aufspalten. Alle Kohlenhydrate, die im Darm gespalten werden, dienen uns zur Energiegewinnung. Die Kohlenhydrate, die wir nicht spalten können, sind Ballaststoffe. Sie gelangen unverdaut in den Dickdarm und sorgen dort für eine gute Konsistenz des Stuhlgangs. Teilweise können Bakterien die für uns unverdaulichen Kohlenhydrate aufspalten und sich davon ernähren, weshalb Ballaststoffe eine wichtige Bedeutung für eine gesunde Darmflora haben.

Vitamine und Mineralstoffe

Wie schon beschrieben sind Vitamine die unerlässlichen Werkzeuge, die die kleinen Mitarbeiter unseres Stoffwechsels – die Enzyme – benötigen, um ihre Arbeit verrichten zu können. Vitamine spielen eine Rolle bei der Verwertung von Fetten, Kohlenhydraten und Proteinen, denn sie sorgen dafür, dass diese Stoffe auch korrekt abgebaut oder umgebaut werden.

Jedes Vitamin hat eine einzigartige Funktion an einer ganz bestimmten Stelle im komplexen System unseres Stoffwechsels. Fehlt eines dieser wichtigen Werkzeuge, passiert das, was man umgangssprachlich als „der Stoffwechsel schläft ein" bezeichnet. Arbeitsschritte, die zum Beispiel für den Abbau von Kohlenhydraten oder Fetten wichtig sind, finden dann nicht mehr in der richtigen Geschwindigkeit statt. Manche Vitamine sind nicht an Stoffwechselreaktionen beteiligt, sondern wichtig für den Aufbau bestimmter Körperstrukturen – Knochen, Zähne, Blutkörperchen und alle unsere Zellen.

Mehr über die Funktionen der Vitamine und Mineralstoffe findest du auf www.foodpunk.de/typgerecht.

WIE HUNGER UND SÄTTIGUNG ENTSTEHEN

Wenn du verstehst, wie die Mechanismen funktionieren, die deinen Hunger steuern, dann kannst du ganz gezielt deinen Hunger beeinflussen. Du kannst deine Mahlzeiten so zusammenstellen, dass der Hunger optimal gedämpft wird und du möglichst lange satt und zufrieden bist. Der beste Weg, um überflüssige Pfunde erfolgreich loszubekommen!

Hunger entsteht im Gehirn. Der Hypothalamus, ein Bereich unseres Zwischenhirns, erhält verschiedenste Signale über Hormone und Nervenbahnen. Manche dieser Signale bedeuten „Hunger“, manche dieser Signale bedeuten „satt“. Andere Signale weisen das Gehirn darauf hin, dass ein bestimmter Nährstoff fehlt. Der Hypothalamus hört sich all diese Signale in Ruhe an und entscheidet dann, ob es an der Zeit ist Hunger zu haben, oder ob der Mensch nun satt sein kann.

Hormone und Hunger

Wenn die Reserven des Körpers zur Neige gehen und der Magen schon vor Leere schlackert, produzieren spezielle Magenzellen das appetitanregende Ghrelin. Dieses Hormon ist der größte Hungermacher. Es signalisiert dem Hypothalamus: „Hey, Kollege, sorg mal dafür, dass dein Mensch etwas isst, aber flott!“

Ghrelin löst nicht nur Hunger aus, sondern verlangsamt gleichzeitig den Stoffwechsel. Der Körper weiß schließlich nicht, wann wieder Nachschub an Energie kommt. Darum drosselt er vorsorglich alle Prozesse, die Energie verbrauchen. Man hat weniger Lust, sich zu bewegen, die Körpertemperatur fällt ganz leicht ab, Zellen teilen sich langsamer ... Der Körper tut also alles dafür, überall ein klein wenig Energie zu sparen, um möglichst bis zur nächsten Mahlzeit zu überleben. Er weiß ja nicht, dass die nächste Mahlzeit meist nur eine Bäckerei weit entfernt ist.

Nach einer Mahlzeit sinkt die Ghrelin-Konzentration wieder ab. Jedoch erst, wenn der Körper gründlich geprüft hat, ob da jetzt wirklich das Richtige im Magen liegt und ob er wirklich alle Signale auf „satt“ schalten kann. Spezielle Sinneszellen erspüren im Magen, wie stark die Magenwand sich dehnt. Sobald der Magen gut gefüllt ist, wird ein Signal über Nervenbahnen an das Gehirn geschickt.

Ein wichtiges Signal ist die Magendehnung.

Nun könnte es aber sein, dass du einfach einen Liter Wasser getrunken oder eine Packung Watte verschluckt hast (ich hoffe nicht!). Deshalb kontrollieren Rezeptoren im Darm, ob nun wirklich Kalorien und Nährstoffe angekommen sind. Erst wenn auch das alles stimmt, darf das Gehirn endgültig auf „satt“ schalten. Eine große Portion Gemüse liefert nicht nur Vitamine und Mineralstoffe, sondern auch das nötige Volumen. Kalorienarmes Gemüse allein reicht aber nicht. Deine Mahlzeit muss gleichzeitig hochwertige Proteinquellen, wichtige Fettsäuren und zumindest ein paar wenige Kohlenhydrate enthalten. Nur dann liefert die Mahlzeit die richtige Kombination aus Volumen und Nährwert.

Im Dünndarm gibt es verschiedene Sensoren, die alle einen anderen Teil der Nahrung kontrollieren. Bestimmte Zellen erspüren Aminosäuren und Fettsäuren und geben daraufhin das kleine Hormon Cholecystokinin (kurz CCK) in die Blutbahn ab, das Sättigung signalisiert. Da das Hormon erst ausgeschüttet werden kann, wenn Proteine und Fette im Magen zerkleinert wurden und im Dünndarm zu Aminosäuren und Fettsäuren gespalten wurden, dauert das eine Weile. Ein guter Hungerstopper ist es deshalb, wenn du vor dem eigentlichen Essen schon eine Kleinigkeit verzehrst, am besten etwas, das Protein und ein wenig Fett enthält – zum Beispiel ein Stück Fleisch. Am besten isst du das noch während du kochst direkt aus der Bratpfanne (also einen Happen von den bereits abgewogenen Zutaten), 10 bis 20 Minuten vor der Mahlzeit. So können Magen und Dünndarm das Ganze zerkleinern und aufspalten und es wird schon vor der Mahlzeit etwas CCK ausgeschüttet. Wenn du dann die ganze Mahlzeit isst, wirst du schneller das Signal bekommen, dass du satt bist.

Insulin sättigt, macht aber auch schnell wieder Hunger

Sobald Kohlenhydrate in ihre Einzelteile gespalten werden und der Einfachzucker Glukose in das Blut gelangt, schüttet die Bauchspeicheldrüse Insulin aus. Es hat eine sättigende Wirkung. Das bedeutet aber nicht, dass eine zuckerreiche Apfelschorle oder ein Müsliriegel toll sättigende „Schlank-Foods" sind. Insulin sorgt dafür, dass die ankommenden Nährstoffe – Glukose und Aminosäuren – in die Zellen gebracht werden können. Wenn diese Nährstoffe abgeliefert wurden, sinken Insulinspiegel und Blutzuckerspiegel. Sinkt der Blutzuckerspiegel zu stark ab, entsteht wieder Hunger.

Das Problem: Wenn sehr viel Glukose schnell und auf einmal ins Blut gelangt, wird schnell sehr viel Insulin ausgeschüttet. Dadurch sinkt die Blutzuckerkonzentration – also die Menge an Glukose im Blut – rasant wieder ab und es entsteht sehr schnell wieder Hunger. Wenn du dann direkt wieder einen kohlenhydratreichen Snack nachschiebst, schnellen Blutzucker und Insulin wieder nach oben, fallen anschließend rasch nach unten und schwupps … steckst du mitten in der Blutzucker-Achterbahn. Ein Teufelskreis, der zu mehr und mehr Heißhunger führt. Weil ständig Lust auf Kohlenhydrate da ist und ständig Zucker nachgeliefert wird, sieht der Körper keinen Grund mehr, Fett zu verbrennen.

Solange Kohlenhydrate im Blut sind, hemmt Insulin die Fettverbrennung. All das Fett, das angeliefert wird, wird auf direktem Weg in die Fettzellen gepackt und darf für immer dort verharren. Der Körper verlernt die Fähigkeit zur Fettverbrennung. Du wirst zum zuckersüchtigen Kohlenhydrat-Junkie. Deshalb wollen wir den Insulinspiegel zwar ganz leicht anheben, damit Aminosäuren und Glukose in die Zellen kommen und eine leichte Sättigung entsteht, aber keinesfalls zu stark, damit Heißhunger vermieden wird und die Fettverbrennung laufen kann.

> **Ein Happen Wissen**
>
> **Der Schlüssel zum erfolgreichen Abnehmen ist es, nur wenige Kohlenhydrate zu verzehren und nur solche, die sehr langsam verdaut werden. Kein Zucker, kein Weißmehl und am besten gar kein Getreide. Stattdessen viel Gemüse und auch mal etwas Süßkartoffel oder Obst.**

Glukagon und Insulin – ein perfektes Team

Nicht nur Kohlenhydrate lassen den Insulinspiegel ansteigen, auch Proteine beziehungsweise Aminosäuren fördern eine Insulinausschüttung. Wenn Aminosäuren aufgenommen werden, steigt jedoch mit dem Insulinspiegel auch der Glukagonspiegel.

Das Hormon Glukagon ist in Sachen Fettverbrennung der Gegenspieler des Insulins. Während Insulin der Fettverbrennung im Wege steht, treibt Glukagon sie an. Die Mischung aus Glukagon und Insulin, die nach der Aufnahme einer moderaten Menge Protein ausgeschüttet wird, ist ideal für eine gute Sättigung und eine aktive Fettverbrennung. Wird jedoch zu viel Protein aufgenommen und gelangen deshalb sehr viele Aminosäuren ins Blut, wird ein Teil der Aminosäuren in Glukose umgewandelt. Dadurch steigt der Blutzucker genauso an, als hätte man Kohlenhydrate gegessen und die Wirkung des Insulins überwiegt wieder gegenüber der des Glukagons. Auf die richtige Menge Protein kommt es also an: Denn Aminosäuren fördern nicht nur die Ausschüttung des sättigenden CCKs, sondern bewirken auch einen idealen Mix der Hormone Insulin und Glukagon. Deshalb steht beim Foodpunk-Prinzip genau die richtige Menge Protein auf dem Speiseplan.

Leptin reguliert die Sättigung auf lange Sicht

Das Hormon Leptin ist entscheidend an der langfristigen Steuerung von Hunger und Sättigung beteiligt. Es wird in den Fettzellen gebildet und gibt dem Gehirn Auskunft darüber, wie gut die Speicher gefüllt sind.

Wird Fett verbrannt und gehen die Speicher zur Neige, sinkt die Konzentration von Leptin langsam ab. Das löst im Gehirn Reaktionen aus, die mehr Hunger erzeugen und den Stoffwechsel verlangsamen. Hier sprechen wir aber nicht von Hunger zwischen den Mahlzeiten, sondern eher davon, dass man „plötzlich" eine Woche lang mehr Hunger hat als sonst. Wenn dagegen immer mehr Fett eingelagert wird und die Speicher gut gefüllt sind, steigt die Leptinkonzentration an.

Leptin – die Tankanzeige der Fettreserven

Bei Übergewichtigen ist die Konzentration an Leptin häufig über lange Zeiten so hoch, dass das Gehirn das Signal nicht mehr wahrnimmt. Es schaltet auf „taub", weil es ständig von Leptin belagert wird und dadurch eine Leptinresistenz entsteht. Normalerweise löst ein höherer Leptinspiegel im Gehirn Reaktionen aus, die zu weniger Hunger und einem schnelleren Stoffwechsel führen. Wenn aber bei Übergewicht bereits eine Leptinresistenz besteht, kommen diese Signale nicht mehr an. Der Mechanismus, der dem Übergewichtigen eigentlich zu weniger Hunger verhelfen sollte, ist außer Kraft gesetzt. Erst eine Gewichtsabnahme kann die Leptinresistenz rückgängig machen und den Hunger normalisieren. Bis das geschafft ist, ist es umso wichtiger, dass alle anderen sättigenden Hormone optimal über die richtige Nahrungszusammensetzung angesteuert werden.

Eine ausführliche Übersicht über die verschiedenen Steuerungselemente von Hunger und Sättigung und darüber, wie sie jeweils angeregt werden, findest du auf www.foodpunk.de/typgerecht.

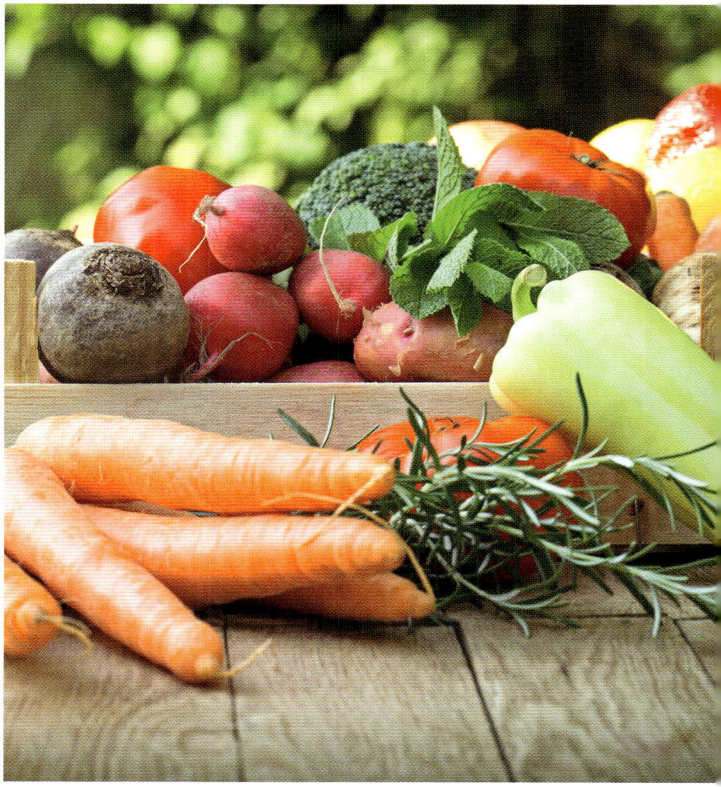

LEBENSMITTEL

FÜR FOODPUNKS

Du hast nun einen Überblick darüber, was deine Ernährung bewirkt und wie die verschiedensten Mechanismen dein Gefühl von Hunger und Sättigung steuern. Jetzt sehen wir uns an, wie deine perfekte Ernährung aussehen sollte. Eine Ernährung, die dich stets satt und zufrieden macht, die dich spielend leicht abnehmen lässt und vor allem: genial gut schmeckt.

Die Foodpunk-Ernährung bringt dir schnelle Abnehmerfolge. Vor allem aber heilt sie langfristig den Körper und führt ihn zu seinem hormonellen Gleichgewicht zurück. Mein Wissen aus der Theorie der Ernährungswissenschaft und meine Erfahrung mit hunderten Kunden sind die Basis für mein Konzept. Für die meisten Teilnehmer meiner Online-Foodpunk-Challenges steht am Anfang das Abnehmen im Fokus. Viele nehmen bis zu zehn Kilo pro Monat ab. Ohne heftiges Kaloriendefizit, ohne Jo-Jo-Effekt und ohne gesundheitliche Probleme. Nach den 30 Tagen erzählen sie mir darüber hinaus davon, dass sie jetzt viel besser schlafen, Hautprobleme losgeworden sind, ihre Laune deutlich besser ist ... Der Körper wird gesünder und das Abnehmen ist eigentlich ein Nebeneffekt des Prozesses. Denn ein gesunder Körper will schlank sein. Er gibt das Fett fast schon freiwillig her.

Abnehmen: mit dem Körper, nicht gegen ihn

Bei vielen Diäten wird ein entscheidender Fehler begangen: Der schnelle Gewichtsverlust steht im Vordergrund, die Gesundheit aber wird mit Füßen getreten: Ausschließlich Gemüsesuppen, nur magere Proteine, nur dieses oder jenes ... Der Gipfel dieses Unsinns sind „Kuren" auf der Basis künstlicher Shakes und Riegel. Noch irrationaler ist nur der Versuch, mit Abführmitteln oder Bandwürmern abzunehmen. Denn was passiert, wenn ich 30 Tage oder länger einseitig esse? Der Körper verlernt die natürlichen Sättigungsmechanismen, die so wichtig sind, um langfristig schlank zu bleiben. Seine Reserven werden aufgebraucht. Es fehlt schließlich an Kalorien, an Energie, an Vitaminen, Mineralien, Proteinen oder Fettsäuren ... Die Alarmglocken des Körpers beginnen zu schrillen. Der Abnehmerfolg ist vielleicht superschnell da, aber nach Ablauf der Diät ist alles im Körper optimal auf Energiesparen, Reservenhorten und Hunger eingestellt. Dem Jo-Jo-Effekt sind keine Grenzen gesetzt. Zu viele Diäten arbeiten gegen den Körper. Das kann langfristig nie zum Ziel führen, denn der Körper ist am Ende immer stärker als unser Wille. Wir müssen mit unserem Körper arbeiten.

In deiner Zeit als Foodpunk wirst du deinen Körper mit Nährstoffen verwöhnen. Jede Mahlzeit ist so zusammengestellt, dass sie die sättigenden Hormone optimal stimuliert und die hungermachenden perfekt in Schach hält.

Die wichtigsten Komponenten sind eine angemessene Portion Protein, viel ballaststoff- und vitaminreiches Gemüse und eine gute Portion gesundes Fett. Die Zusammensetzung der Foodpunk-Mahlzeiten hält dich lange satt und trainiert deine Fettverbrennung. Von Tag zu Tag verbessert sich dein Fettstoffwechsel und du wirst immer unabhängiger von Imbiss-Buden und Snack-Automaten.

Ziel dieser Ernährungsweise ist es, all die Komponenten wegzulassen, die potenziell schaden können oder Kraft und Energie rauben: Fertigprodukte, minderwertige Fette, Getreide, Hülsenfrüchte, Zucker und Zusatzstoffe. Stattdessen fluten wir unseren Körper mit Vitaminen, Mineralien, hochwertigem Protein und energiespendenden Fetten.

Zwei Fragen sind in der Foodpunk-Ernährung entscheidend: Welche Lebensmittel isst du? Und: In welcher Kombination isst du diese Lebensmittel?

Die richtigen Lebensmittel in der richtigen Kombination. Das ist der Schlüssel!

Sehen wir uns doch mal an, was passiert, wenn wir einen der beiden Aspekte vernachlässigen: Sagen wir, du isst zu einer Mahlzeit nur Erdbeeren. 250 Gramm Erdbeeren zum Frühstück. Beeren gehören definitiv zu den gesunden Lebensmitteln. Aber du wirst sehr schnell wieder Hunger bekommen, da die Beeren blitzschnell verdaut sind und deinem Körper wertvolle Proteine und Fettsäuren fehlen. „Ich esse doch nur Obst und Gemüse ... und trotzdem nehme ich nicht ab“, höre ich immer wieder Abnehmwillige sagen. Das ist ein klarer Fall von: die richtigen Lebensmittel in der falschen Kombination.

Damit eine Mahlzeit optimal sättigt, muss sie volumenreiches Gemüse enthalten, kombiniert mit einer Protein- und Fettquelle. Jede einzelne Mahlzeit sollte so aussehen. Protein allein, Fett allein oder Gemüse und Obst allein haben keinen idealen Effekt auf die Sättigung und Fettverbrennung. Wird aber nur die Kombination, nicht die Art der Lebensmittel beachtet, landet man leicht bei einer Mahlzeit, die so aussehen könnte: ein paar Sticks Salatgurke, einige Röllchen Putenbrustaufschnitt vom Discounter, dazu geröstete Erdnüsse. So eine Mahlzeit hat zwar noch eine recht gute Wirkung auf die vorübergehende Sättigung, sie wird dich aber langfristig nicht gesünder machen. Wenn der Körper langfristig nicht gut versorgt ist oder wenn Entzündungsprozesse im Körper schwelen, dann steigt der Hunger.

Deshalb liegt unser Augenmerk auf Lebensmitteln, die dich langfristig gesünder machen. Lebensmitteln, die deinen Körper mit Vitaminen, Mineralien, hochwertigen Aminosäuren und wertvollen Fettsäuren versorgen. Denn nur ein gesunder Körper strahlt von innen heraus und bleibt mit Leichtigkeit schlank. Diese Lebensmittel stehen für dich auf dem Speiseplan.

Proteinquellen

Fleisch und Geflügel: Fleisch aus gesunder Haltung liefert dir wertvolle Proteine, gesunde Fette und einige Vitamine, die nur in tierischen Quellen vorkommen. Entscheide dich für Fleisch von Rindern, die auf der Weide standen, und von Geflügel, das auf der Wiese scharren durfte! So gehst du sicher, dass es den Tieren möglichst gut ging und die Nährstoffe für dich am besten sind.

Fisch und Meeresfrüchte: Auch Fisch und Meeresfrüchte sind sehr gute Eiweißlieferanten. Vor allem sind sie unsere wichtigste Quelle für Omega-3-Fettsäuren. Achte auf Fisch aus kontrolliertem Wildfang oder biologisch zertifizierter Aquakultur. Auch hier gilt: Das ist das Beste für die Tiere und für den Nährstoffgehalt.

Eier: Nur ein Ei am Tag? Diese Regel ist von gestern! Eier liefern wertvolle Nährstoffe (Proteine, gesunde Fette, Vitamine, Cholin für die Zellmembranen des Gehirns ...) und machen lange satt. Die Theorie, dass Eier negativ auf den Cholesterinspiegel wirken, ist widerlegt. Bitte entscheide dich für Eier von freilaufenden Hühnern!

Milchprodukte: Milchprodukte liegen in einer Grauzone. Generell empfehle ich jedem, in den ersten 30 Tagen der Foodpunk-Challenge völlig auf Milchprodukte zu verzichten und den Proteinbedarf über Fleisch, Fisch und Eier zu decken. Denn Milchprodukte sättigen nicht ganz so gut und führen meist zu einer langsameren Abnahme. Dennoch habe ich in diesem Buch auch Milchprodukte in die Rezeptpläne integriert. Vor allem für Vegetarier, da sie so mehr geeignete Proteinquellen zur Verfügung haben. Ohne Milchprodukte ist die Challenge jedoch noch deutlich effektiver.

Milchprodukte sollten idealerweise aus Bio- oder Weidemilch hergestellt sein. Joghurt und Käse zählen zu den Proteinquellen, Butter hingegen ist eine Fettquelle. Eine konzentrierte Proteinquelle aus Weidemilch ist Molkenprotein (Whey). Das findest du online bei verschiedenen Anbietern.

Vegane Proteinquellen: Als vegane Proteinquellen eignen sich vor allem hochwertige Proteinpulver, die klug in eine Mahlzeit eingebaut werden können. Geeignet sind alle sojafreien Proteinpulver ohne Zusatzstoffe, also beispielsweise reines Reis-, Erbsen- oder Kürbiskernprotein.

Kohlenhydratquellen

Gemüse: Gemüse ist die Grundlage deiner Foodpunk-Ernährung und es kommt – bis auf wenige Ausnahmen zum Frühstück – in allen Rezepten vor. Gemüse enthält Ballaststoffe, Vitamine, Mineralien und sekundäre Pflanzenstoffe. Gleichzeitig liefert Gemüse ein paar Kohlenhydrate. Die meisten Sorten sind sehr kohlenhydratarm.

Stärkehaltiges Gemüse: Einige Gemüsesorten sind kohlenhydratreicher. Dazu gehören vor allem die Knollen von Pflanzen, wie beispielsweise Kartoffeln. Auch Süßkartoffeln, Kürbis oder Kassave (Maniok) gehören zu den kohlenhydratreichen Sorten. Sie werden in Phase 1 der Foodpunk-Ernährung weggelassen, haben aber in Phase 2 und 3 wieder einen Platz auf dem Teller.

Obst: Obst liefert dir Vitamine und Ballaststoffe, enthält aber auch viel Fructose. Die sollte nicht in Massen konsumiert werden. Daher sollte maximal zweimal pro Tag Obst auf dem Plan stehen. In Phase 1 wird auf die kohlenhydratärmsten Sorten, wie Beeren, zurückgegriffen. In Phase 2 und vor allem 3 kommen auch kohlenhydratreichere Sorten zum Einsatz.

Fettquellen

Öle und Fette: Hochwertige Fette liefern dir die meiste Energie in einer kohlenhydratreduzierten Ernährung. Gesunde Fette sind zum Beispiel Butterschmalz aus Weidebutter, Kokosöl, etwas kaltgepresstes Olivenöl und auch Bacon, wenn er frei von Zusatzstoffen ist und eine gute Qualität hat. Die meiste Energie wirst du in Form hochwertiger gesättigter Fettsäuren aufnehmen. Sie sind ein perfekter Energiespender.

Auch ungesättigte Fettsäuren spielen eine Rolle, sollten aber nicht in Massen konsumiert werden. Vor allem sollten sie nicht erhitzt werden, da sie bei zu starker Hitze Transfettsäuren bilden können. Einen aktiven Stoffwechsel unterstützt außerdem MCT-Öl, das aus Kokosöl gewonnen wird und damit auch für Veganerinnen und Veganer geeignet ist. Es enthält spezielle (mittelkettige) Fettsäuren, die die Wärmebildung anregen. Über die Bildung von Ketonkörpern fördert es gleichzeitig die Sättigung und die Energieversorgung des Gehirns. Verwende anfangs pro Tag nicht mehr als 10 bis 15 Gramm, da es zu Beginn abführend wirken kann. MCT-Öl gibt es online bei diversen Anbietern.

Nüsse und Samen: Sie versorgen dich mit wertvollen Fettsäuren und Mineralstoffen. Genieße sie jedoch in Maßen, da viele Nüsse Omega-6-Fettsäuren und Antinährstoffe (Moleküle, die die Aufnahme von Nährstoffen verhindern) enthalten. Während Omega-3-Fettsäuren vor allem positive Wirkungen haben, wirken Omega-6-Fettsäuren leicht entzündungsfördernd. Zudem sättigen sie nicht so gut wie andere Fettquellen. Nüsse sollen daher nicht täglich auf deinem Plan stehen.

Avocados: Avocados sind Früchte, die viel Fett liefern. Eine Avocado bietet ein sehr hochwertiges Fettsäureprofil. Lecker verpackt und ergänzt mit Vitaminen und Mineralstoffen.

Zuckeralternativen

Als Süßungsmittel sind die Zuckeralkohole Erythrit und Birkenzucker erlaubt. Birkenzucker wird auch Xylit genannt und ist ab Phase 2 möglich, Erythrit kannst du schon in Phase 1 einsetzen. Zuckeralkohole schmecken leicht kühl, nicht erschrecken. Birkenzucker hat positive Wirkungen auf die Zahnhygiene und die Knochengesundheit. Auch Stevia ist eine Option, aber achte beim Kauf immer auf die Inhaltsstoffe: Oft wird es vermischt mit Maltodextrin verkauft, der wie purer Zucker auf den Stoffwechsel wirkt. Entscheide dich deshalb für Produkte ohne Maltodextrin.

Gewürze

Verwende am besten frische Kräuter oder getrocknete, die du selbst nach Belieben mischen kannst – bitte keine Gewürzmischungen, denn diese enthalten oft Zusatzstoffe. Achtung: Zwiebeln und Knoblauch enthalten verhältnismäßig viele Kohlenhydrate. Achte besonders darauf, hochwertiges Salz zu verwenden. Genieße die Vielfalt und die unterschiedlichen Geschmacksnoten von Himalaya-Salz, Meersalz, Ursalz oder Fleur de Sel.

Das sind absolute No-Gos

Glutenhaltiges Getreide: Gluten ist in den meisten Getreidesorten enthalten, beispielsweise in Weizen, Dinkel und Roggen. Während es in der Bäckerei für elastische Teige sorgt, kann es in deinem Darm Schaden anrichten. So kann Gluten beispielsweise die Durchlässigkeit des Darmes erhöhen – die Darmwand wird „löchrig". Dadurch können unverdaute Nahrungspartikel in das Blut gelangen und im Körper leichte, schwelende Entzündungen verursachen. Das schwächt deinen Körper und macht das Abnehmen schwerer. Aus diesem Grund ist auch die vegane Proteinquelle Seitan kein Teil deiner neuen Ernährung, denn dieses Produkt besteht aus purem Gluten.

Glutenfreies Getreide: Reis, Mais und Hafer sind glutenfrei, dennoch setze ich sie während der Challenge nicht auf den Speiseplan – vor allem nicht die Vollkornvarianten. Der Grund: Neben Gluten enthält Getreide noch ein paar andere „lästige" Zeitgenossen. Das sind beispielsweise Lektine und Phytinsäure, oft als Antinährstoffe bezeichnet. Lektine können wie Gluten die Darmwand durchlässiger machen. Phytinsäure verschlechtert die Nährstoffaufnahme, indem sie Mineralstoffe bindet und Verdauungsenzyme blockiert. Nach deiner Challenge darf dann ab und an eine kleine Portion Basmati-Reis auf den Teller, das ist die beste Option.

Pseudogetreide: Quinoa, Buchweizen und Amarant werden häufig wie Getreide verarbeitet. Strenggenommen gehören sie aber nicht zu den Getreidearten. Sie sind zwar glutenfrei, kommen in deiner Challenge aber dennoch nicht zum Einsatz, denn mit 60 Prozent Kohlenhydraten stehen sie nicht viel besser da als normales Getreide. Langfristig kannst du hin und wieder einmal kleine Portionen der Pseudogetreide ausprobieren.

Hülsenfrüchte: Wie Getreide enthalten auch Hülsenfrüchte Lektine und Phytinsäure. Nährstoffe, die mit Linsen und Bohnen auf dem Teller liegen, werden dadurch schlechter aufgenommen. Das ist besonders dann ein Problem, wenn Hülsenfrüchte als Hauptnahrungsmittel eingesetzt werden. Während deiner Foodpunk-Reise sind Hülsenfrüchte deshalb ein absolutes No-Go. Übrigens zählen auch Erdnüsse zu den Hülsenfrüchten und sind damit fürs Erste raus. Lektine, die für die Hülsenfrüchte ein Schutz vor Fraßfeinden sind, können durch die richtige Zubereitung inaktiviert werden. Nach der Challenge kannst du dich an lange eingeweichten und gut gekochten Hülsenfrüchten versuchen.

Sojaprodukte: Auch Sojabohnen sind Hülsenfrüchte. Sie enthalten außerdem Phytoöstrogene und können so die hormonelle Regulation des Körpers durcheinanderbringen. Die in Soja enthaltenen Trypsininhibitoren beeinträchtigen zudem die Proteinverdauung und erhöhen den Bedarf an einigen Nährstoffen. Darum sind Sojaprodukte wie Tofu, Sojajoghurt, Sojamilch oder Sojasoße eines der größten No-Gos in deiner Challenge und sollten es auch dauerhaft bleiben.

Süßstoffe: Honig, Agavendicksaft, Reissirup, Ahornsirup und andere zuckerhaltige Süßungsmittel sowie der übliche Haushaltszucker und Traubenzucker gehören während der Challenge nicht auf den Speiseplan. Sie fördern Heißhunger und hemmen das Abnehmen. Meide alle Süßungsmittel, die es in Tropfenform oder in Form kleiner Pastillen gibt, ebenso Süßstoffe wie Aspartam, Acesulfam-K, Cyclamat, Saccharin, Sucralose ...

So sieht es mit Getränken aus

Dein bester Freund während deiner Foodpunk-Reise wird Wasser sein. Mit oder ohne Kohlensäure. Trinke zwei Liter pro Tag und für jede 30-minütige Sporteinheit einen halben Liter zusätzlich. Wenn du etwas Abwechslung möchtest, kannst du das Wasser mit einem Spritzer Zitronen- oder Limettensaft aufpeppen, etwas Minze, Ingwer oder ein paar Gurkenscheiben hineingeben.

Einen Teil des Wassers darfst du auch durch Kräutertees ersetzen. Außerdem darfst du dir

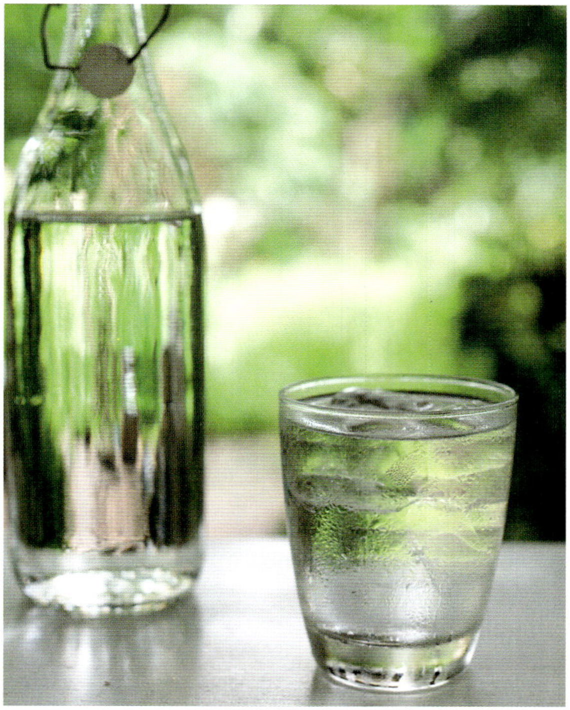

bis zu drei Tassen schwarzen Kaffee, grünen oder schwarzen Tee pro Tag gönnen.

Nicht erlaubt in deiner gesamten Challenge sind: Früchtetee, Tees mit Aromastoffen, Fruchtsäfte oder Fruchtsaftschorlen, Getränke mit Zucker oder Süßstoffen, Milch, laktosefreie Milch, Sojamilch und natürlich Alkohol. Der Grund: Alkohol stoppt die Fettverbrennung schlagartig, denn er ist Gift für die Zellen. Darum lässt die Leber sofort alle anderen Stoffwechselreaktionen links liegen und widmet sich der Verbrennung von Alkohol. Außerdem fördert Alkohol den Hunger auf Fast Food und ist damit kein guter Begleiter bei einer Ernährungsumstellung. Sobald du dein Wunschgewicht erreicht hast, darf dann ab und an auch einmal ein Glas hochwertiger Rotwein auf dem Tisch stehen. Das sollte aber die Ausnahme bleiben.

DIE PHASEN

DEINER CHALLENGE

In drei Phasen bringst du deinen Stoffwechsel zum Glühen, deine Hormone in Balance, wirst schlank und fit – und bleibst es auch. Das Besondere dabei: Du bestimmst zuerst, welcher Körper- und Abnehmtyp du bist, denn davon hängt es ab, in welcher Reihenfolge du die Phasen angehst und wie lang jede Phase andauert. Also: Ran an den Test und ermittle deinen typgerechten Fahrplan!

Natürlich ist nicht nur unser Körper individuell, sondern auch unsere Psyche. Vielleicht bist du der Typ, der strenge Vorgaben und Regeln benötigt, um erfolgreich zu sein. Vielleicht bist du aber auch jemand, der lieber die Dinge komplett versteht und sie dann in der Situation eigenverantwortlich und spontan umsetzt. Für jeden Menschen gibt es eine Lösung! Mithilfe des Tests ab Seite 36 findest du heraus, welcher Körpertyp du bist. Ausgerüstet mit diesem Wissen kannst du ermitteln, in welcher Reihenfolge du die drei Phasen zu deiner individuellen Challenge kombinierst. Je nachdem, wie entspannt oder wie konsequent du die Challenge angehst, kannst du auch individuell steuern, wie schnell du deine Ziele erreichst. Deine Möglichkeiten im Überblick:

1. Du hältst dich strikt an die Rezepte im Buch. So hast du exakte Vorgaben und wenig Aufwand.

2. Du stellst eigene Rezepte zusammen. Dazu findest du bei den drei Phasen jeweils ein Baukastensystem. Auf www.foodpunk.de/typgerecht erwarten dich außerdem ausführliche Lebensmitteltabellen mit Informationen dazu, wie viel du vom jeweiligen Lebensmittel in welcher Phase verwenden kannst.

3. Du führst Ernährungstagebuch. Du kannst kreativ werden, musst aber darauf achten, die Mengen an Fett, Kohlenhydraten und Protein einzuhalten, die jeweils angegeben sind.

Dein Tag als Foodpunk

Du wirst drei Mahlzeiten am Tag zu dir nehmen: Frühstück, Mittag- und Abendessen. Zwischen Frühstück und Mittagessen sollten vier bis fünf Stunden liegen, zwischen Mittag- und Abendessen fünf bis sechs Stunden. Es ist wichtig, dass du nur drei Mahlzeiten isst – und es ist ebenso wichtig, dass du keine davon auslässt. Wenn du viele Snacks gewöhnt bist, ist das für dich anfangs bestimmt eine größere Umstellung. Doch kein Grund zur Sorge: Drei Tage Disziplin, dann geht alles von selbst! Der Hunger schwindet und du wirst die Pausen zwischen den Mahlzeiten problemlos durchhalten. Es kommt die Zeit, da vergisst du das Essen fast schon – so zufrieden und satt wird dein Körper sein.

Trinke in der Umstellungsphase heiße Tees zwischen den Mahlzeiten. Sie dämpfen den Hunger in der Übergangszeit, bis die natürliche Regulation deiner Sättigung wieder anspringt. Ideal sind Mate, grüner Tee, Minztee und andere Kräutertees oder heißes Wasser mit frischen Ingwerscheiben.

Zur Anzahl der Mahlzeiten gibt es nur eine Ausnahme: Wenn du sportlich aktiv bist, ist für jedes anstrengende Training ein zusätzlicher Snack angesagt. Diesen kannst du innerhalb von 30 bis 60 Minuten vor oder nach dem Training essen. Der Snack ist genauso zusammengesetzt wie ein Frühstück in der jeweiligen Phase. Du kannst dafür die Rezepte für das Frühstück deiner Phase verwenden oder selbst einen Snack zusammenstellen, der die angegebenen Mengen an Protein, Kohlenhydraten und Fett einhält. Der zusätzliche Snack nach dem Sport wird die Menge der aufgenommenen Kohlenhydrate leicht erhöhen, was aber kein Problem ist, weil das Verhältnis der drei Makronährstoffe perfekt passt.

Das läuft in den 3 Phasen

Hier kommt deine individuelle Situation ins Spiel. Denn abhängig davon, ob du gerade übergewichtig bist oder nur noch zwei Kilo abnehmen willst, ob du Sport treibst oder nicht, wird deine Challenge anders zusammengesetzt. Deine persönlichen Voraussetzungen entscheiden also darüber, mit welcher Phase du startest, wie die Phasen aufeinanderfolgen und wie lange jede Phase dauert. Auch, ob eine 30-Tage-Challenge dich ans Ziel bringt oder ob du vielleicht mit dreimal 30 Tagen mehr erreichst, klären wir am Ende des Kapitels im Test. Prinzipiell startest du immer mit 30 Tagen Challenge. Danach kannst du für dich entscheiden, ob du direkt mit dem vorgeschlagenen Weg weitermachen möchtest.

Phase 1 – Boost Your Brain

Phase 1 bedeutet Ultra-Low-Carb und steht ganz im Zeichen des Gehirnstoffwechsels. In dieser Phase trainieren wir die Ketonkörperproduktion deines Körpers. Das Gehirn lernt, aus Ketonkörpern Energie zu gewinnen.

Dafür schrauben wir die Aufnahme an Kohlenhydraten auf 30 Gramm pro Tag herunter. Durch die geringe Menge an Kohlenhydraten wird nur sehr wenig Insulin ausgeschüttet und die Fettverbrennung läuft auf Hochtouren. Ein Teil der Fettsäuren, die vom Fettgewebe freigesetzt werden, wird in der Leber zu Ketonkörpern verarbeitet. Diese Ketonkörper gelangen über das Blut zu verschiedenen Organen und sind ein toller Brennstoff für das Gehirn oder den Herzmuskel. Weil Ketonkörper gebildet werden, nennt sich diese Art der Ernährung auch ketogene Ernährung – du kommst in Ketose.

Übrigens: Wenn du zum ersten Mal sehr kohlenhydratarm isst, ist das eine große Umstellung für deinen Körper. In den ersten Tagen kann es deshalb zu Kopfweh und leichtem Schwindel kommen. Spätestens am vierten Tag sollte das vorbei sein, dann wirst du fitter und fitter. Um deinem Körper die Umstellung einfacher zu machen, trinke viel Wasser, salze dein Essen gut und gib auch hin und wieder in dein Trinkwasser eine Prise Salz. Denn bei ketogener Ernährung scheiden die Nieren mehr Salz aus als sonst, was zu einem etwas niedrigeren Blutdruck führen kann. Wenn auch nach sieben Tagen starkes Kopfweh und starker Schwindel vorkommen, wechsle bitte aus Phase 1 in Phase 2 oder 3.

Das kommt in Phase 1 auf den Teller:

Viele kohlenhydratarme Gemüsesorten. Auch etwas kohlenhydratarmes Obst ist dabei, beispielsweise Beeren. Dazu kommt eine angemessene Portion Fett und Protein.

Als Frühstück oder Snack

150 Gramm grünes Gemüse
oder 50 Gramm Beeren

2 Eier
oder 15 Gramm Proteinpulver
oder 125 Gramm griechischer Joghurt
oder 75 Gramm Sahnequark
oder 50 Gramm Geflügel/Fleisch/Fisch

100 Gramm Kokosmilch
oder 80 Gramm Avocado
oder 20 Gramm Kokosöl/MCT-Öl/Butter
oder 25 Gramm Nüsse

Das sind pro Portion 6 Gramm Kohlenhydrate, 16 Gramm Protein, 26 Gramm Fett.

Zum Mittag- oder Abendessen

2 Sorten grünes Gemüse à 150 Gramm
oder 150 Gramm Gemüse und 50 Gramm Beeren

4 Eier
oder 30 Gramm Proteinpulver
oder 100 Gramm Fisch/Geflügel/Fleisch
oder 130 Gramm Käse

2 Fettquellen – je 100 Gramm Kokosmilch
oder 80 Gramm Avocado
oder 20 Gramm Kokosöl / MCT-Öl / Butter
oder 25 Gramm Nüsse

Das sind pro Portion 12 Gramm Kohlenhydrate, 32 Gramm Protein, 52 Gramm Fett.

Getränke: Du kannst über den Tag hinweg den Saft einer Zitrone in dein Wasser geben.

Sport: Niedrige bis mittlere Intensitäten. Gib deinem Körper Zeit für die Umstellung und verzichte auf Krafttraining mit hoher Intensität und schweren Gewichten. Ideal sind in dieser Phase Spaziergänge, moderater Ausdauersport oder leichtes Krafttraining.

Wenn du ein Ernährungstagebuch führst oder die Rezepte aus diesem Buch verwendest, darfst du auch andere Gemüsesorten verwenden – solange du die Kohlenhydratmenge einer Mahlzeit einhältst.

Phase 2 – Burn The Fat

Phase 2 ermöglicht langanhaltendes Fettstoffwechseltraining. Mit 50 Gramm Kohlenhydraten pro Tag ist diese Phase definitiv Low Carb. Die niedrige Kohlenhydratmenge ermöglicht optimale Fettverbrennung, das Verhältnis von Insulin und Glukagon nach einer Mahlzeit hält lange satt. Gleichzeitig unterstützt die etwas höhere Kohlenhydratmenge sportliche Aktivität und die Bildung des Hormons Leptin. Je nachdem, welcher Typ du bist, kann diese Phase am Beginn deiner Foodpunk-Challenge stehen oder mittendrin vorkommen.

Als Frühstück oder Snack

250 Gramm Gemüse
oder 80 Gramm Beeren
oder 50 Gramm anderes Obst (außer Banane und Trockenobst)

2 Eier
oder 15 Gramm Proteinpulver
oder 125 Gramm griechischer Joghurt
oder 75 Gramm Sahnequark
oder 50 Gramm Geflügel / Fleisch / Fisch

80 Gramm Kokosmilch
oder 60 Gramm Avocado
oder 15 Gramm Kokosöl / MCT-Öl / Butter
oder 20 Gramm Nüsse

Das sind pro Portion 10 Gramm Kohlenhydrate, 16 Gramm Protein, 24 Gramm Fett.

Zum Mittag- oder Abendessen

2 Sorten grünes Gemüse à 250 Gramm
oder 250 Gramm Gemüse und 80 Gramm Beeren
oder 250 Gramm Gemüse und 50 Gramm anderes Obst (außer Banane und Trockenobst)

4 Eier
oder 30 Gramm Proteinpulver
oder 100 Gramm Fisch / Geflügel / Fleisch
oder 130 Gramm Käse

2 Fettquellen – je 80 Gramm Kokosmilch
oder 60 Gramm Avocado
oder 15 Gramm Kokosöl / MCT-Öl / Butter
oder 20 Gramm Nüsse

Das sind pro Portion 20 Gramm Kohlenhydrate, 32 Gramm Protein, 48 Gramm Fett.

Getränke: Gib über den Tag hinweg den Saft von zwei Zitronen in dein Wasser.

Sport: Intensives Krafttraining wird dir jetzt leichter fallen als in Phase 1. Dennoch ist es eine Umstellung für deinen Körper – übertreib also nicht. Wenn du bereits trainiert bist, kannst du wieder voll ins Training einsteigen.

Phase 3 – Eat Clean

In Phase 3 bekommt dein Körper etwas mehr Kohlenhydrate. Alle aus gesunder, möglichst unverarbeiteter Nahrung – Clean Eating eben! Je nachdem, welcher Typ du bist, unterstützt die etwas höhere Kohlenhydrataufnahme deine sportliche Aktivität oder trägt zur Bildung des sättigenden Hormons Leptin bei. Leptin ist wichtig für Schilddrüse und Stoffwechsel.

Da der Leptinspiegel absinkt, wenn man sehr lange sehr kohlenhydratarm isst, ist Phase 3 ideal, um im Wechsel mit Phase 1 und 2 immer wieder einmal deine Speicher etwas aufzufüllen.

Als Frühstück oder Snack

250 Gramm Gemüse und 80 Gramm Beeren oder 50 Gramm anderes Obst
oder 160 Gramm Beeren
oder 100 Gramm anderes Obst (außer Banane und Trockenobst)

2 Eier
oder 15 Gramm Proteinpulver
oder 125 Gramm griechischer Joghurt
oder 75 Gramm Sahnequark
oder 50 Gramm Geflügel/Fleisch/Fisch

50 Gramm Kokosmilch
oder 35 Gramm Avocado
oder 10 Gramm Kokosöl/MCT-Öl/Butter
oder 10 Gramm Nüsse

Das sind pro Portion 20 Gramm Kohlenhydrate, 16 Gramm Protein, 20 Gramm Fett.

Zum Mittag- oder Abendessen

250 g Gemüse und 80 Gramm Beeren oder 50 Gramm anderes Obst
oder 160 Gramm Beeren
oder 100 Gramm anderes Obst (außer Banane und Trockenobst)

4 Eier
oder 30 Gramm Proteinpulver
oder 100 Gramm Geflügel/Fleisch/Fisch
oder 130 Gramm Käse

2 Fettquellen – je 50 Gramm Kokosmilch
oder 35 Gramm Avocado
oder 10 Gramm Kokosöl/MCT-Öl/Butter
oder 10 Gramm Nüsse

150 Gramm Süßkartoffel
oder 150 Gramm Kartoffel
oder 150 Gramm Banane

Das sind pro Portion 40 Gramm Kohlenhydrate, 32 Gramm Protein, 40 Gramm Fett.

Getränke: Gib den Saft von drei Zitronen über den Tag hinweg in dein Wasser.

Sport: Krafttraining oder High-Intensity-Interval-Training? In Phase 3 kein Problem.

Wie wichtig sind Kalorien?

Wie du aus den letzten Kapiteln sicher mitgenommen hast, ist der Körper kein Brennofen, sondern ein komplexes hormonelles und biochemisches System. Eine Toastbrot-Kalorie kann niemals mit einer Auberginen-Kalorie verglichen werden. In meiner Arbeit mit Klienten sehe ich immer wieder, dass man bei einer naturbelassenen, kohlenhydratreduzierten Ernährung mehr essen kann und trotzdem denselben Effekt erreicht, der bei einer „normalen“ Ernährung mit weniger Kalorien möglich ist. Denn eine Foodpunk-Kalorie liefert immer zeitgleich noch Mehrwert in Form von Mikro- und Makronährstoffen, die sättigende Hormone anregen und so den Stoffwechsel anheizen. Sehr viele Menschen denken nur in Kalorien, wenn es ums Essen geht. Da bleiben oft die Qualität der Nahrungsmittel und die richtige Kombination auf der Strecke. Darum findest du bei der Beschreibung der Phasen Angaben dazu, wie viele Kohlenhydrate, Proteine und Fette eine Mahlzeit enthalten soll, nicht aber, wie viele Kalorien.

Wie sieht es mit Sport aus?

Ich höre immer wieder die Frage: Muss ich überhaupt Sport machen? Die Antwort lautet: Nein. Du musst nicht. Du wirst einen Großteil des Erfolges durch die perfekt abgestimmte, natürliche Ernährung erreichen. Aber es ist in jedem Fall sinnvoll, etwas Bewegung in deinen Alltag einzubauen. Bewegung setzt wie die Ernährung zahlreiche hormonelle Mechanismen in Gang, die dich fitter, gesünder und schlanker machen. Wie beim gesunden Essen auch, geht es bei Bewegung und Sport um mehr als nur um die (verbrauchten) Kalorien. Wenn du über mehrere Monate abnehmen möchtest, ist Sport ein wichtiger Baustein, um wertvolle Muskelmasse zu erhalten.

Für Einsteiger: Wenn du bisher gar keinen Sport gemacht hast, mache einen Spaziergang nun zum festen Teil deines Tages. Starte in der ersten Woche mit einem zehnminütigen flotten Spaziergang täglich. Mache daraus in der zweiten Woche 20 Minuten, in der dritten Woche 30 – und in der vierten Woche bist du jeden Tag 40 Minuten unterwegs. Auch mit Fahrradfahren kannst du gelenkschonend mehr Bewegung und frische Luft in den Alltag packen. Für das erste Stabilitäts- und Muskeltraining eignet sich ein Mini-Trampolin. Darauf kannst du beim abendlichen Fernsehen 20 bis 30 Minuten joggen. Das Trampolin schont die Gelenke und trainiert sanft die Muskulatur.

Für Fortgeschrittene: Du bist bereits mehrmals die Woche sportlich aktiv oder fühlst dich fit genug, das anzugehen? Dann los! Ideal ist eine Kombination aus moderatem Ausdauertraining mit kurzen Krafteinheiten. Eine Jogging-Einheit direkt nach dem Aufstehen noch vor dem Frühstück trainiert den Fettstoffwechsel enorm. Versuche zwei- bis viermal die Woche morgens eine halbe Stunde lang nüchtern bei mittlerer Intensität zu laufen. Ergänzend eignet sich am besten eine Krafteinheit am Nachmittag oder frühen Abend vor dem Abendessen – ebenfalls zwei- bis viermal pro Woche. Du kannst zu Hause trainieren oder dir im Fitness-Studio einen Plan erstellen lassen. Im Internet findest du zahlreiche kostenfreie Trainingspläne und Videos mit leichten bis intensiven Übungen – mit Hanteln oder dem eigenen Körpergewicht.

Nahrungsergänzungsmittel – ja oder nein?

Die gesunde Ernährung in der Foodpunk-Challenge versorgt dich mit einer Fülle an Vitaminen und Mineralstoffen. Wenn du wirklich das Maximale aus deiner Gesundheit herausholen willst, ist es häufig sinnvoll, noch den einen oder anderen hochwertigen Nährstoff zu ergänzen. Denn oft haben wir über Jahre hinweg zu wenig Mikronährstoffe aufgenommen und der Körper nimmt ein Plus an Vitaminen dankbar an. Leider sind oft auch die Obst- und Gemüsesorten durch zu lange Transportwege und zu lange Lagerung nicht mehr so vitaminreich, wie sie sein könnten. Besprich Nahrungsergänzung im Zweifelsfall immer mit deinem Arzt, insbesondere wenn es Vorerkrankungen gibt.

Diese Nahrungsergänzungsmittel sind für die meisten Menschen sinnvoll:

Morgens zum Frühstück: Vitamin D, Vitamin K2, Omega-3, Natrium

---

Vitamin D: Nur ein kleiner Teil des Vitamin-D-Bedarfs kann über die Nahrung gedeckt werden. Ein größerer Teil wird in unserer

Haut gebildet, wenn sie mit Sonne in Kontakt kommt. Durch unseren Arbeitsalltag und das europäische Wetter haben fast alle Deutschen einen leichten Vitamin-D-Mangel.

Vitamin K_2: Während wir mit Vitamin K_1 recht gut versorgt sind, da es in grünem Blattgemüse vorkommt, ist Vitamin K_2 in einer „normalen Ernährung" eher Mangelware. Wahrscheinlich sind deine Speicher recht leer. Vitamin K_2 ergänzt die positive Wirkung von Vitamin D auf die Knochengesundheit.

Omega-3-Fettsäuren: Omega-3-Fettsäuren wirken positiv auf die Blutfettwerte und den Fettstoffwechsel. Ideal als Nahrungsergänzung sind Fischölkapseln oder noch besser Krillöl-Kapseln, die es mittlerweile auch mit Nachhaltigkeitszertifikat gibt.

Natrium: Bei einer kohlenhydratarmen Ernährung wird über die Niere mehr Natrium als sonst ausgeschieden. Dadurch kommt es häufig zu einem niedrigeren Blutdruck, besonders in der Anfangsphase der Umstellung. Das macht müde und schlapp. Die Lösung ist Salz, also Natriumchlorid. Trinke morgens ein Glas Wasser mit einem halben Teelöffel hochwertigem Salz, zum Beispiel Meer- oder Himalaya-Salz. Salze auch tagsüber dein Essen gut. Solltest du an Bluthochdruck leiden, verzichte auf die Extraportion Salz.

Abends vorm Zubettgehen: Magnesium und Kalium

Magnesium: Nicht nur Natrium, sondern auch Magnesium scheidet die Niere während einer Low-Carb-Ernährung vermehrt aus. Wenn du abends ein Magnesiumcitrat-Pulver ohne Zusatzstoffe in Wasser aufgelöst genießt, unterstützt das den Mineralhaushalt und fördert einen erholsamen Schlaf.

Kalium: Kalium ist für einen funktionierenden Wasserhaushalt und die Reizweiterleitung an Nervenbahnen wichtig. Kalium und Magnesium sind das perfekte Team, beide ergänzen sich in ihrer Wirkung.

Wichtig für Vegetarier und Veganer: Vitamin B_{12} kommt fast nur in tierischen Lebensmitteln vor, insbesondere in Fleisch und Innereien. Für Veganer ist eine Ergänzung immer sinnvoll, Vegetarier sollten ihren Vitamin-B_{12}-Spiegel regelmäßig überprüfen lassen.

Wie geht es nach der Challenge weiter?

Diese Frage solltest du erst einmal aufschieben. Lass dich auf das Experiment ein, starte unvoreingenommen in die 30-Tage-Challenge. Lass erst einmal noch offen, ob du am Ende weiter nach den Prinzipien der Foodpunk-Ernährung essen oder ob du wieder zu deinen Gewohnheiten zurückkehren möchtest. Starte die Reise, konzentriere dich immer nur auf den aktuellen Tag, und warte ab, wie es dir am Ende geht. Dann kannst du immer noch in Ruhe entscheiden, wie es weitergeht.

Langfristig Foodpunk

Kein Problem, du kannst deine neue Ernährung langfristig umsetzen. Sie versorgt dich mit allem, was du brauchst. Phase 3 ist definitiv als Langzeiternährung geeignet. Niemand braucht 300 bis 400 Gramm Kohlenhydrate täglich (also die Menge, die „Otto-Normal-Esser" pro Tag verzehrt). Auch Phase 2 kann als Langzeiternährung eingesetzt werden, außer wenn du Krafttraining betreibst. Wenn du dein Abnehmziel erreicht hast, kannst du die Portionen so lange vergrößern, bis du nicht mehr abnimmst.

Gute Lösung: 80/20

Wenn du nicht für immer hundertprozentig streng bleiben möchtest, ist die 80/20-Regel ein guter Weg: Versuche dich bei 80 Prozent deiner Mahlzeiten so gesund wie möglich zu ernähren. Dann steckt dein Körper auch die 20 Prozent weniger guten Entscheidungen weg. Bei drei Mahlzeiten pro Tag, also 21 Mahlzeiten in der Woche könntest du also bei vier Mahlzeiten wöchentlich ein Auge zudrücken ...

Zurück zum Ursprung

Vielleicht war die 30-Tage-Challenge für dich einfach nur eine 30-Tage-Challenge und du möchtest danach genauso weitermachen wie zuvor. Das ist okay und du musst dich auch nicht vor einem Jo-Jo-Effekt fürchten. Denn der Körper bekommt während der 30 Tage keine Überlebenspanik, keine Angst zu verhungern und hat keinen Mangel an Mikronährstoffen. Es gibt für deinen Körper also keinen Grund, danach wieder übermäßig viel essen zu wollen und alles für schlechte Zeiten zu speichern. Wichtig ist, dass dein Kopf das genauso sieht. Leg also bitte nach der Challenge keinen „Heute-gönne-ich-mir-alles“-Tag ein, sondern fang langsam an: Baue ein Lebensmittel nach dem anderen wieder ein. Teste an einem Tag, wie du auf Brot reagierst. Teste an einem anderen Tag, wie du auf Alkohol reagierst. Wenn du genau drauf achtest, was dein Körper dir sagt und wie es dir nach dem Verzehr geht, kannst du auch zukünftig kluge Entscheidungen treffen.

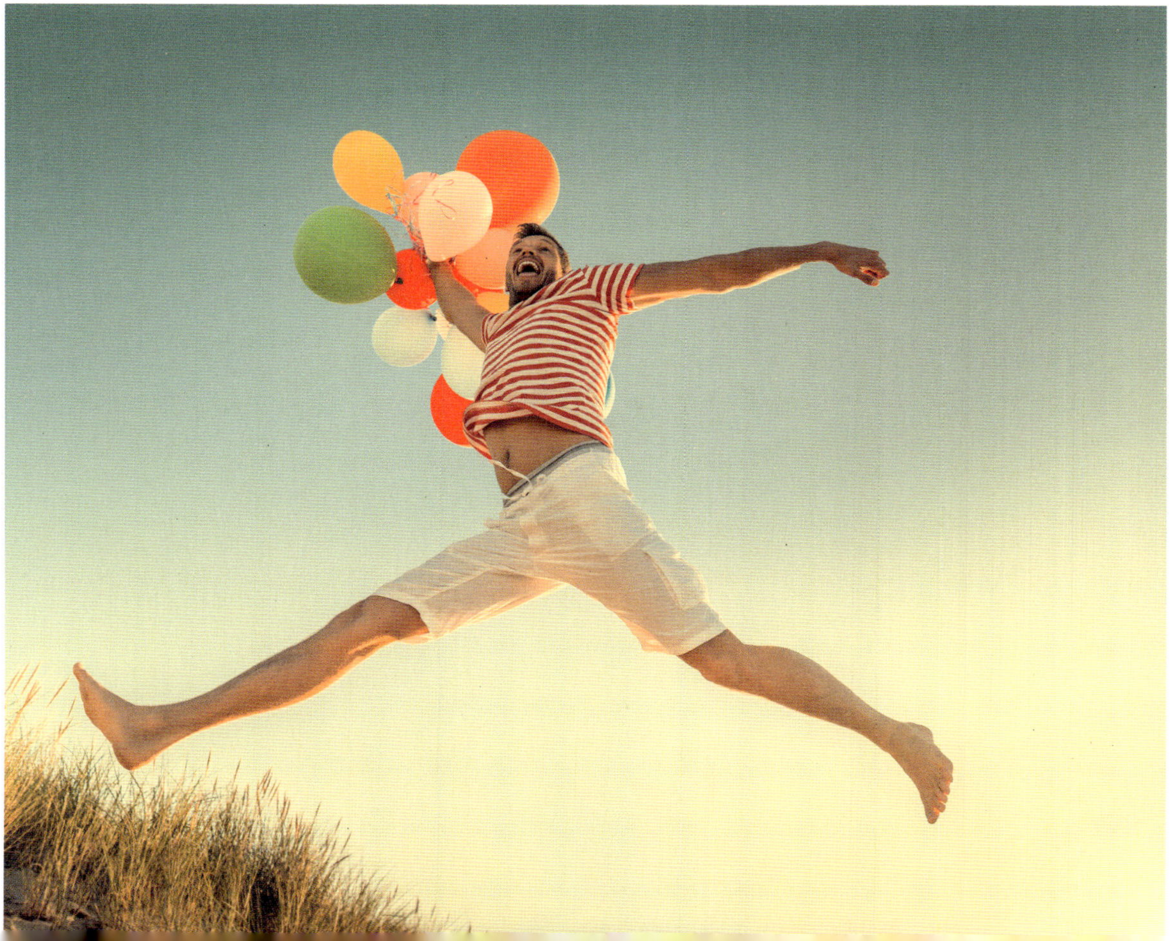

Test: Welcher Typ bist du?

Wie viel Gewicht möchtest du abnehmen?	
2–5 kg	A
5–10 kg	B
10–20 kg	C
mehr als 20 kg	D

Hast du dich in der Vergangenheit bereits kohlenhydratarm ernährt?	
Ja, unter 50 g Kohlenhydrate	A
Ja, unter 100 g Kohlenhydrate	B
Ja, aber ich habe nicht gezählt	C
Nein	D

Machst du regelmäßig Sport?	
Ja, regelmäßig 4–7 Mal pro Woche	A
ja, regelmäßig 1–3 Mal pro Woche	B
Ja, aber nur sporadisch	C
Nein	D

Wie alt bist du?	
18–30	A
31–44	B
45–55	C
> 55	D

Wie hoch ist dein Körperfettanteil? (wenn bekannt)	
< 8 % (Männer) / < 21 % (Frauen)	A
8–20 % (Männer) / 21–33 % (Frauen)	B
21–25 % (Männer) / 34–39 % (Frauen)	C
> 25 % (Männer) / > 39 % (Frauen)	D

Wie hoch ist dein BMI? Formel: $\frac{\text{Körpergewicht in kg}}{\text{Körpergröße in m}^2}$	
19–25	A
26–30	B
31–35	C
> 35	D

Wie sieht deine Aktivität im Beruf aus?	
Körperlich anstrengend	A
Vorwiegend in Bewegung	B
Vorwiegend stehend	C
Vorwiegend sitzend	D

Wie schnell nimmst du zu?	
Eher langsam	A
Normal, denke ich …	B
Eher schnell	C
Ich muss einen Keks nur ansehen …	D

Wo setzt dein Körper am leichtesten Fett an?	
Ganz gleichmäßig am ganzen Körper	A
An den Hüften und am Oberkörper (Sanduhr)	B
An den Hüften, weniger am Oberkörper (Birne)	C
Vor allem am Bauch (Apfel)	D

Bekommst du ausreichend Schlaf?	
Eigentlich schlafe ich immer zu wenig.	E
3–4 Nächte pro Woche zu wenig	F
1–2 Nächte pro Woche zu wenig	G
Ich schlafe immer ausreichend.	H

Fühlst du dich gestresst?	
Ja, immer	E
Leider recht häufig	F
Eher selten	G
Nein, ich bin immer entspannt.	H

Arbeitest du im Schichtdienst?	
Ja, ich arbeite abwechselnd tagsüber und nachts.	E
Ja, ich arbeite immer Nachtschichten.	F
Nein, aber mein Arbeitstag beginnt sehr früh.	G
Nein, ich hab einen typischen 9–5-Job.	H

Hast du Stimmungsschwankungen?	
Nein, ich bin eher ausgeglichen.	E
Manchmal zicke ich andere an.	F
Manchmal weine ich grundlos.	G
Ich fühle mich oft niedergeschlagen.	H

Auswertung des Tests

Sieh dir deine Antworten an und zähle, wie oft du jeweils A, B, C oder D gewählt hast. Der Buchstabe, den du am häufigsten angekreuzt hast, bezeichnet deinen Typ.

A = ________

B = ________

C = 3

D = 7

Ich bin Typ: D

Sieh dir deine Antworten an und zähle, wie oft du jeweils E, F, G oder H gewählt hast. Der Buchstabe, den du am häufigsten angekreuzt hast, bezeichnet deinen Untertyp.

E = [illegible]

F = 2

G = 1

H = 1

Ich bin Untertyp: F

Typ A

Wahrscheinlich willst du nur wenig Gewicht verlieren und bist eher ein aktiver Mensch. Bei dir reicht eine moderate Reduktion der Kohlenhydrate. Wir legen daher den Fokus deiner Challenge auf **Phase 3 – Eat Clean**. Würdest du die Kohlenhydrate zu stark senken, würde deine Fitness eher leiden. Sportlich aktive Menschen kommen mit einem moderaten Low Carb sehr gut klar. Du wirst dein Ziel wahrscheinlich nach einer Challenge (30 Tagen) erreicht haben.

Typ B

Du bist vermutlich mäßig aktiv, willst ein paar Kilo abnehmen. Bis zu zehn Kilo kannst du in ein, zwei Runden der Challenge abwerfen. Dabei legen wir den Fokus auf **Phase 2 – Burn The Fat**. 50 Gramm Kohlenhydrate am Tag, also traditionelles Low Carb, sind der perfekte Mittelweg für dich. In deiner zweiten Runde kannst du kurz in **Phase 1 – Boost Your Brain** hineinschnuppern.

Typ C

Du bist vermutlich eher inaktiv und übergewichtig. Du möchtest jetzt die Bremse ziehen, um in den kommenden Jahren nicht weiter zuzunehmen. Wir setzen den Fokus auf **Phase 1 – Boost Your Brain**. Diese Phase kannst du auf jeden Fall zwei Runden durchziehen.

Typ D

Sport war nie dein Ding. Im Beruf sitzt du eher und du solltest dringend eine größere Menge Gewicht abnehmen. Besonders bei stark übergewichtigen Menschen wirkt die ketogene Ernährung, also eine Ultra-Low-Carb-Ernährung äußerst effektiv. Wir setzen bei dir den Fokus auf **Phase 1 – Boost Your Brain**.

In den ersten 30 Tagen, also in deiner ersten Challenge nach dem Fahrplan, wird ein guter Grundstein für nachhaltigen Gewichtsverlust gelegt. Wahrscheinlich wirst du in der ersten Runde nicht das komplette Gewicht verlieren, das du verlieren möchtest. Du kannst darum bei Bedarf bis zu drei Challenges hintereinander absolvieren. Orientiere dich dabei einfach an deinem individuellen Fahrplan (siehe Seite 40).

Die Untertypen

Mit den Untertypen E, F, G und H habe ich deine individuelle Situation in Bezug auf Stress abgefragt. Schlaf, Stress, anstrengende Arbeitszeiten und deine psychische Situation bestimmen mit, wie viele Kohlenhydrate du gut tolerierst und wie häufig du eine sehr kohlenhydratarme Phase durchbrechen solltest. Menschen, die sich oft niedergeschlagen fühlen, verspüren häufig Besserung bei einer sehr kohlenhydratarmen Ernährung. Alle anderen Stressfaktoren führen eher dazu, dass du immer mal wieder eine kohlenhydratreichere Phase einbauen solltest. Also Phase 3 – Eat Clean.

Auf der nächsten Seite findest du für alle Variationen von Typ und Untertyp einen ganz individuellen Fahrplan für die Challenge. Mit diesem Fahrplan versuche ich so viele unterschiedliche persönliche Faktoren abzudecken, wie es in einem Buch ohne direkte Beratung möglich ist.

Untertyp E: Du lebst am Stresslimit. Damit du deinen anstrengenden Alltag noch besser meisterst, brauchst du hin und wieder gesunde Kohlenhydrate. Deine kohlenhydratarmen Phasen sind kürzer als bei den folgenden Untertypen.

Untertyp F: Du bist tendenziell gestresst, aber noch nicht am Limit. Du brauchst häufiger mal Nachschub an gesunden Kohlenhydraten als Untertyp G, kannst aber länger von strengen Low-Carb-Phasen profitieren als Untertyp E.

Untertyp G: Stress ist da, hält sich aber in Grenzen. Dein Körper profitiert von langen kohlenhydratarmen Phasen. Die perfekte Ergänzung sind seltene kohlenhydratreichere Phasen.

Untertyp H: Du lebst eigentlich nicht besonders stressig. Dennoch fühlst du dich womöglich oft niedergeschlagen. Du profitierst vom stimmungsaufhellenden Effekt einer ketogenen Ernährung, also Phase 1.

Mein Tipp: Absolviere erst einmal eine 30-Tage-Challenge. Wenn du daran Gefallen gefunden hast, kannst du dich am weiteren vorgeschlagenen Weg orientieren und direkt noch einige Wochen dranhängen.

Falls du die Challenge über die angegebene Dauer hinaus verlängern willst – weil du dich damit sehr wohlfühlst oder weil du noch weiter abnehmen möchtest – dann starte einfach die Abfolge der Phasen von vorn.

Falls es unterwegs Stolpersteine gibt, kontaktiere mich über www.foodpunk.de oder nutze auf unserer Facebook-Seite www.facebook.com/foodpunk die Schwarmintelligenz der Foodpunk-Community. Denn auch, wenn du dieses Buch allein zu Hause auf der Couch liest: Du bist nicht allein. Hunderte Foodpunks machen sich genau in diesem Moment auf dieselbe Reise und es lohnt sich, in der Gemeinschaft Motivation und Kraft zu tanken.

Dein typgerechter Fahrplan

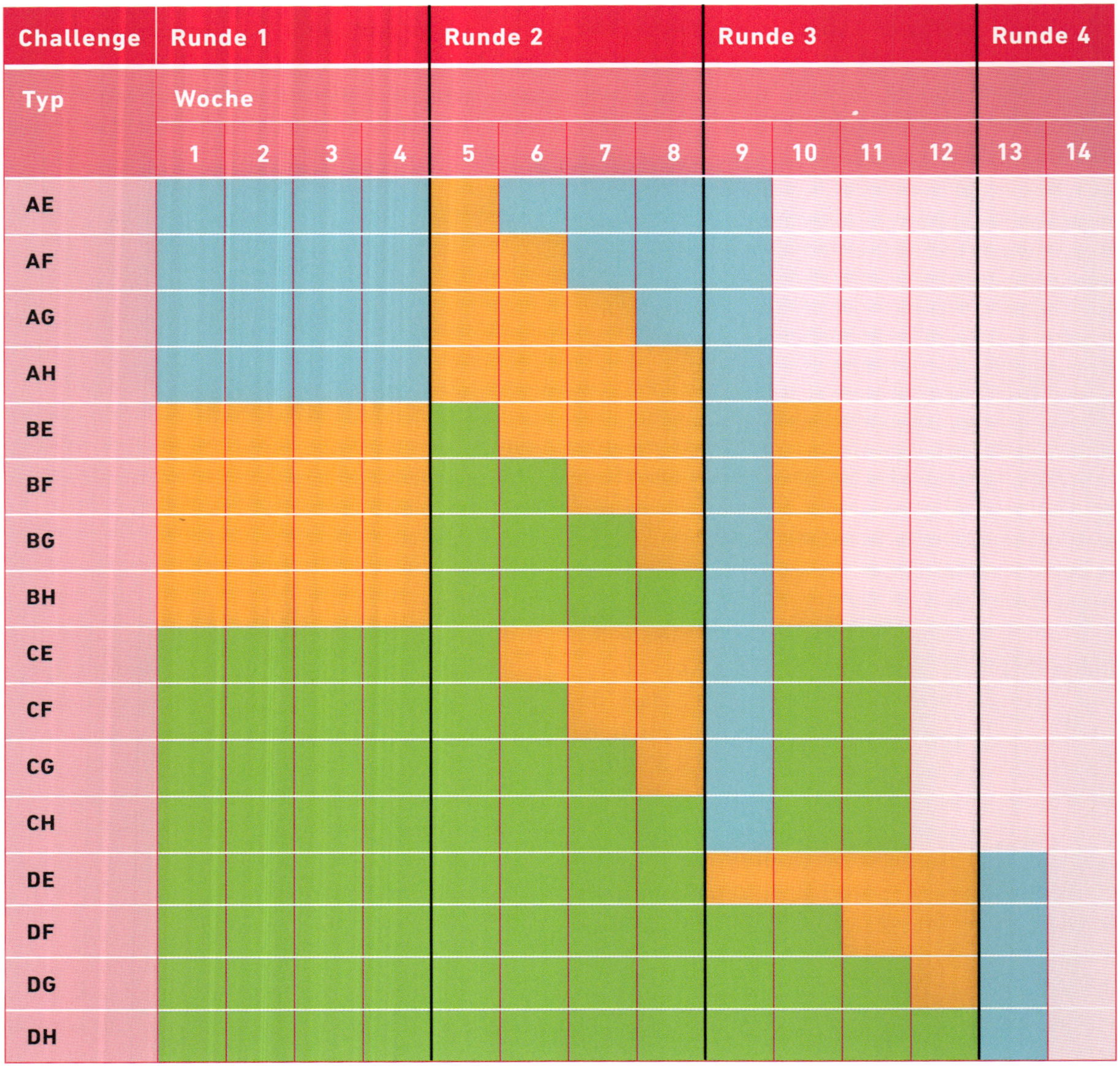

Legende:
- Phase 1 – Boost Your Brain
- Phase 2 – Burn The Fat
- Phase 3 – Eat Clean

Hinweise zu den Rezepten

Das angegebene Gewicht bezieht sich immer auf das Verzehrgewicht – also Gemüse ohne Schale, Kerne und andere ungenießbare Anteile, bei Tiefkühlprodukten ist das Abtropfgewicht angegeben, Fleisch und Geflügel werden ohne Knochen, Garnelen ohne Schale gewogen.

Jede Zucchini, Avocado, Tomate ... ist unterschiedlich groß. Da die Rezepte in der Challenge aber genau auf deinen Bedarf an Kohlenhydraten und Mikronährstoffen maßgeschneidert sind, geben wir alle Mengen in Gramm an, nicht in Stückzahlen. Damit du jedoch ungefähr abschätzen kannst, wie viel du einkaufen solltest, haben wir durchschnittliche Stückzahlen in Klammern angegeben. Ein Beispiel: Der essbare Teil einer durchschnittlichen Avocado wiegt etwa 150 bis 160 Gramm. 40 Gramm Avocado wären also etwa eine viertel Avocado.

Alle Rezepte sind für eine Portion kalkuliert. Falls Zutaten übrig bleiben, kannst du die ganz frech einem Familienmitglied oder Freunden auf den Teller legen – oder du frierst sie vorgeschnitten ein.

Damit auch vegane Rezepte in der Challenge enthalten sind, gibt es einige Rezepte, bei denen veganes Proteinpulver zum Einsatz kommt. Falls du dich nicht vegan ernährst, kannst du das Pulver in den Rezepten auch durch Molkenproteinpulver (siehe Seite 25) aus Milch von Weiderindern ersetzen.

Je wichtiger dir das Abnehmen ist, desto genauer solltest du dich an die angegebenen Mengen halten. Bist du im großen Ganzen schon zufrieden mit deinem Körper, kannst du etwas gelassener sein und die Mengen bei Bedarf runden.

Die Desserts (ab Seite 150) sind das besondere Extra. Einmal pro Woche kannst du dir aus diesen Rezepten einen Bonus aussuchen. Achte darauf, dass das Rezept für deine aktuelle Phase geeignet ist – einen entsprechenden Hinweis, für welche Phase es geeignet ist, findest du bei jedem der Dessertrezepte.

Die Rezeptkategorien

Damit du dich blitzschnell in den Rezepten zurechtfindest, habe ich jedes Rezept mit entsprechenden Icons gekennzeichnet. Hier siehst du, was sie bedeuten:

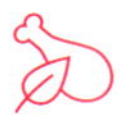 Paleo

 Vegetarisch

 Vegan

Welche Proteinquelle ist enthalten?

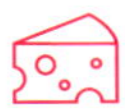 Mit Milchprodukten

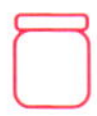 Mit Proteinpulver

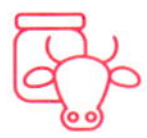 Mit Rindfleisch

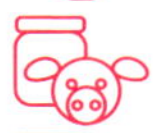 Mit Schweinefleisch

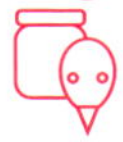 Mit Hähnchenfleisch

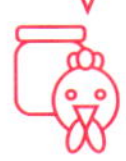 Mit Putenfleisch

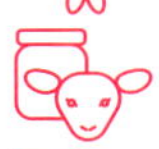 Mit Lamm

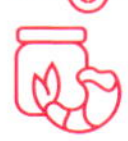 Mit Garnelen

 Mit Fisch

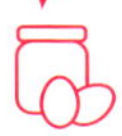 Mit Eiern

REZEPTE

PHASE 1

BOOST YOUR BRAIN

BOOST YOUR BRAIN

DAS FRÜHSTÜCK

Diese Frühstücksrezepte bieten den besten Start in den Morgen: Mit süßem Beerenpudding, leckerem Omelette und kraftvollen Shakes kann jeder Tag in Phase 1 der Challenge gut beginnen.

BEERIGER CHIA-PUDDING

ZUTATEN:

* 25 g weiße Chiasamen
* 100 ml Mandelmilch (ungesüßt)
* 50 ml Wasser
* 15 g veganes Proteinpulver
* 1 Prise Bourbon-Vanille
* 1 EL MCT-Öl
* 1 TL Erythrit (optional)
* 50 g Heidelbeeren

ZUBEREITUNG:

Die Chiasamen in eine Schüssel geben und mit der Mandelmilch begießen. Gut umrühren und 5 Minuten quellen lassen.

Das Wasser hinzufügen und den Pudding mindestens 30 Minuten, gern auch über Nacht quellen lassen.

Nach der Quellzeit das Proteinpulver, die Vanille und das MCT-Öl unterrühren. Wer es süßer mag, kann noch 1 TL Erythrit einrühren.

Die Heidelbeeren waschen. Mit 2 TL Wasser in einem Mixer pürieren, mit einer Gabel zerdrücken oder als ganze Beeren auf dem Chia-Pudding anrichten.

Zubereitungszeit: 10 Minuten (plus mindestens 35 Minuten Quellzeit)

TIPP: *Jedes Proteinpulver saugt unterschiedlich viel Wasser auf. Wenn die Masse mit der oben angegebenen Menge Wasser zu fest wird, rühre noch etwas mehr Wasser ein, bis die Konsistenz des Puddings angenehm weich, aber nicht zu flüssig ist.*

SÜSSES RÜHREI MIT KOKOSBEEREN

ZUTATEN:

* 50 g Erdbeeren (ca. 2–3)
* 2 Eier
* 1 Prise Himalaya-Salz
* 1 EL Kokosmilch
* 2 EL Wasser
* 1 Prise Bourbon-Vanille
* 5 g Kokosöl
* 1 EL gehobelte Mandeln
* 1 TL Kokosflakes
* 1 Prise Zimt

ZUBEREITUNG:

Die Erdbeeren waschen, putzen und vierteln. Die Eier aufschlagen, in eine Schüssel geben, salzen und verquirlen.

In einem kleinen Topf die Beeren mit der Kokosmilch, dem Wasser und der Vanille kurz erhitzen. Sie sollten etwas zerfallen, aber nicht matschig sein.

In einer Pfanne das Kokosöl erhitzen und die Eimasse hineingeben. Bei mittlerer Hitze etwas stocken lassen, dann mit einem Holzspatel vorsichtig zerteilen und zu einem Rührei verarbeiten.

Das Rührei mit der Beeren-Sauce auf einem Teller anrichten. Mit Mandelblättchen und Kokosflakes bestreuen und mit etwas Zimt bestäuben. Wenn du möchtest, kannst du die Kokosflakes kurz in einer Pfanne ohne Fett goldbraun anrösten.

Zubereitungszeit: 10 Minuten

TIPP: *Gerichte mit diesem Icon orientieren sich an den Prinzipien der Paleo-Ernährung, bei der man auf Getreide, Zucker und Zuckerersatz, Milchprodukte und Hülsenfrüchte verzichtet.*

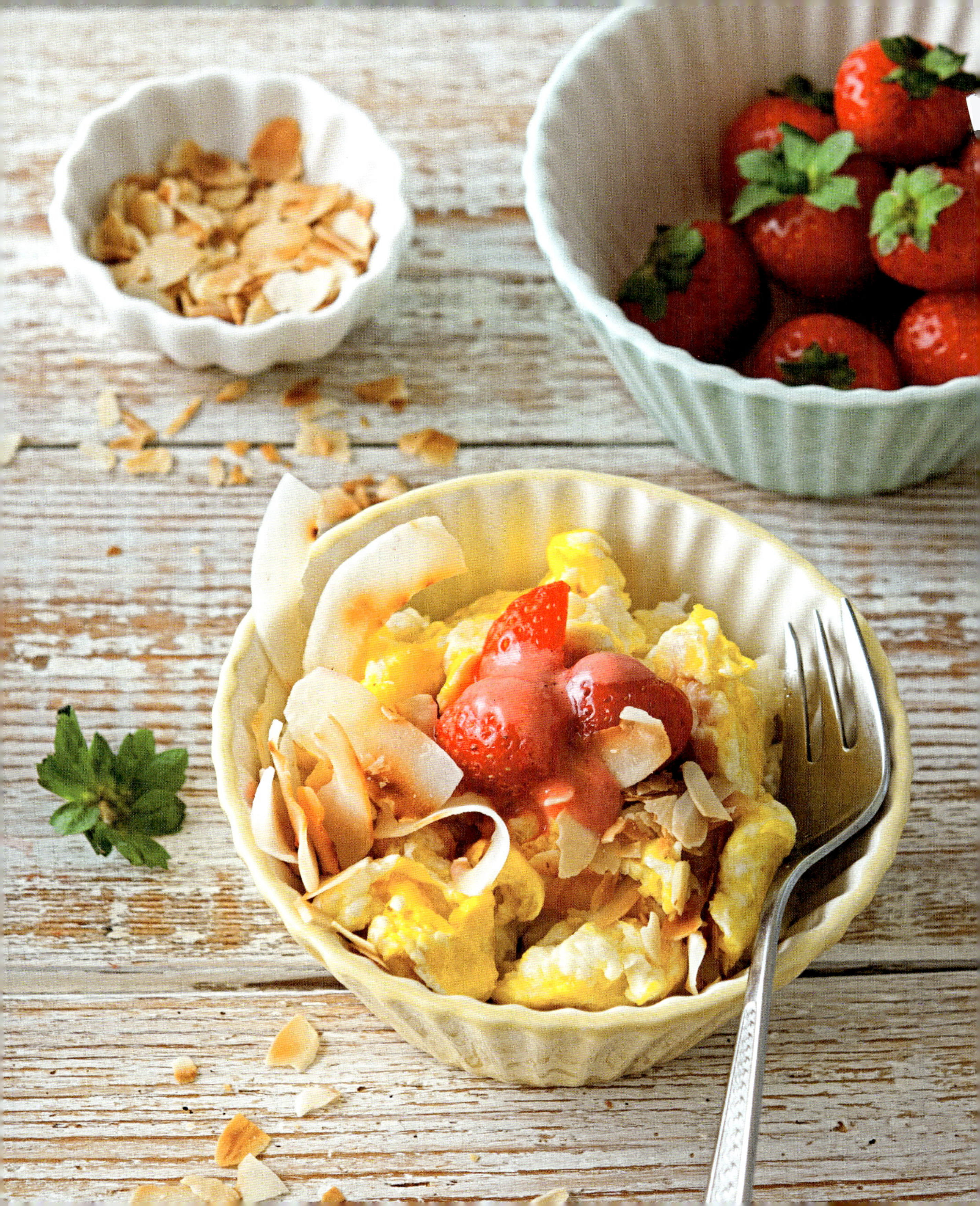

FEINES OMELETT MIT GRÜNEM SPARGEL

ZUTATEN:
* 2 Eier
* 3 EL Kokosmilch
* 1 Prise Meersalz
* 1 Prise frisch gemahlener schwarzer Pfeffer
* 175 g grüner Spargel
* 10 g Ghee
* etwas Schnittlauch zum Garnieren

ZUBEREITUNG:

Die Eier mit der Kokosmilch sowie je einer Prise Salz und Pfeffer in einer Schüssel verquirlen.

Den Spargel waschen, putzen und die holzigen Enden abschneiden. Die Spargelstangen schräg in schmale Scheiben schneiden, die Spargelspitzen ganz lassen.

Das Ghee in einer Pfanne erhitzen und den Spargel hineingeben. Etwa 4 Minuten von allen Seiten leicht anbraten, bis er zart, aber noch bissfest ist. Ein paar Spargelspitzen aus der Pfanne nehmen und zum Garnieren beiseitelegen.

Die Eimasse über den Spargel in der Pfanne geben und bei mittlerer Hitze etwa 2 Minuten stocken lassen. Den Schnittlauch waschen, kurz trocknen und in Röllchen schneiden.

Das Omelett mit den Spargelspitzen und mit Schnittlauchröllchen garnieren. Nach Belieben mit Salz und Pfeffer abschmecken.

Zubereitungszeit: 15 Minuten

GRÜNER SUPERFOOD-SHAKE

ZUTATEN:

* 40 g Spinat (ca. 1 Handvoll)
* 40 g Avocado (ca. ¼)
* 1 Prise Matchapulver
* 100 ml Mandelmilch
* 125 g griechischer Joghurt (10 % Fett)
* 10 g Molkenproteinpulver
* 2 TL Erythrit (optional)

ZUBEREITUNG:

Die Spinatblätter waschen und in einen Mixer geben. Die Avocado halbieren, das Fruchtfleisch aus der Schale lösen, in Stücke schneiden und zum Spinat geben. Das Matchapulver und die Mandelmilch hinzufügen und alles 1 Minute mixen, bis die Spinatblätter fein püriert sind.

Dann den Joghurt und das Proteinpulver dazugeben und noch einmal kurz im Mixer vermengen.

Wenn der Shake zu fest ist, etwas Wasser einrühren, bis die Konsistenz angenehm trinkbar ist.

Zum Schluss den Shake nach Wunsch mit etwas Erythrit süßen.

Zubereitungszeit: 5 Minuten

TIPP: *Reste einer ganzen Avocado am besten gut mit Zitronensaft begießen, in einen Gefrierbeutel geben und im Kühlschrank aufbewahren – dort hält sie sich einige Tage. Du kannst sie auch einfrieren.*

QUARK-BEEREN-TRIFLE

ZUTATEN:

* 75 g Sahnequark (40 % Fett)
* 10 g Molkenproteinpulver
* 1 EL Mineralwasser mit Kohlensäure
* 20 g Kokosöl
* 55 g Himbeeren
* 1 Prise Bourbon-Vanille

ZUBEREITUNG:

Den Sahnequark mit dem Proteinpulver und dem Mineralwasser in einer kleinen Schüssel glattrühren.

Das Kokosöl in einer Pfanne erhitzen und die Himbeeren darin leicht andünsten. Mit der Vanille würzen.

Die Quarkcreme mit den warmen Beeren garnieren.

Zubereitungszeit: 10 Minuten

TIPP: *Für dieses Rezept eignen sich Tiefkühlbeeren hervorragend. Sie lassen sich wunderbar portionieren und sind ganzjährig erhältlich. Beim Dünsten im Kokosöl tauen sie sehr rasch auf.*

FOODPUNK-OATMEAL MIT CHIA

ZUTATEN:

* 15 g Chiasamen
* 10 g ungeschrotete Leinsamen
* 10 g Kokosraspel
* 60 ml Kokosmilch
* 10 g veganes Proteinpulver
* 1 Prise Bourbon-Vanille
* 1 Prise Himalaya-Salz
* 30 g Johannisbeeren

ZUBEREITUNG:

Die Chiasamen, Leinsamen und Kokosraspel in einen Mixer geben und kurz schroten.

Die Kokosmilch in einem kleinen Topf erhitzen und das eben geschrotete Oatmeal zusammen mit dem Proteinpulver hinzugeben. 5 Minuten bei niedriger Hitze quellen lassen und dabei regelmäßig umrühren.

Wenn das Oatmeal zu fest wird, etwas Wasser hinzugeben. Wenn es zu flüssig ist, noch etwas bei geringer Hitze köcheln lassen.

Mit Vanille und Salz abschmecken. Die frischen Johannisbeeren waschen und das Oatmeal damit garnieren.

Zubereitungszeit: 10 Minuten

TIPP: *Verwende statt geschroteter Leinsamen lieber ganze Leinsamen, die du frisch schrotest. Der Vorteil: Du kannst sie besser aufbewahren, denn sie bleiben länger frisch. Falls du keinen guten Mixer hast, kannst du sie aber auch fertig geschrotet kaufen.*

PERFEKTE BREAKFAST-BOWL

ZUTATEN:

* 150 g Cocktailtomaten (ca. 8)
* 70 g Avocado (ca. ½)
* 5 g Kokosöl
* 55 g Putenhackfleisch
* Himalaya-Salz
* frisch gemahlener Pfeffer
* 1 Prise edelsüßes Paprikapulver
* 140 g junger Spinat
* 1 EL Zitronensaft

ZUBEREITUNG:

Die Cocktailtomaten waschen und halbieren. Die Avocado halbieren, den Kern entfernen, die Schale abziehen und das Fruchtfleisch in Scheiben schneiden.

Das Kokosöl in einer Pfanne erhitzen, das Putenhackfleisch darin anbraten und etwa 2 Minuten durchgaren. Mit Salz, Pfeffer und Paprikapulver würzen.

Die Hälfte des Spinats in einem kleinen Topf in etwas Wasser andünsten, bis er zusammenfällt. Gut salzen und mit Pfeffer und Paprikapulver würzen.

Den restlichen Spinat in eine Schüssel geben. Die halbierten Cocktailtomaten, den gedünsteten Spinat, die Avocado-Scheiben und das Putenhackfleisch darauf anrichten und alles mit Zitronensaft beträufeln.

Zubereitungszeit: 15 Minuten

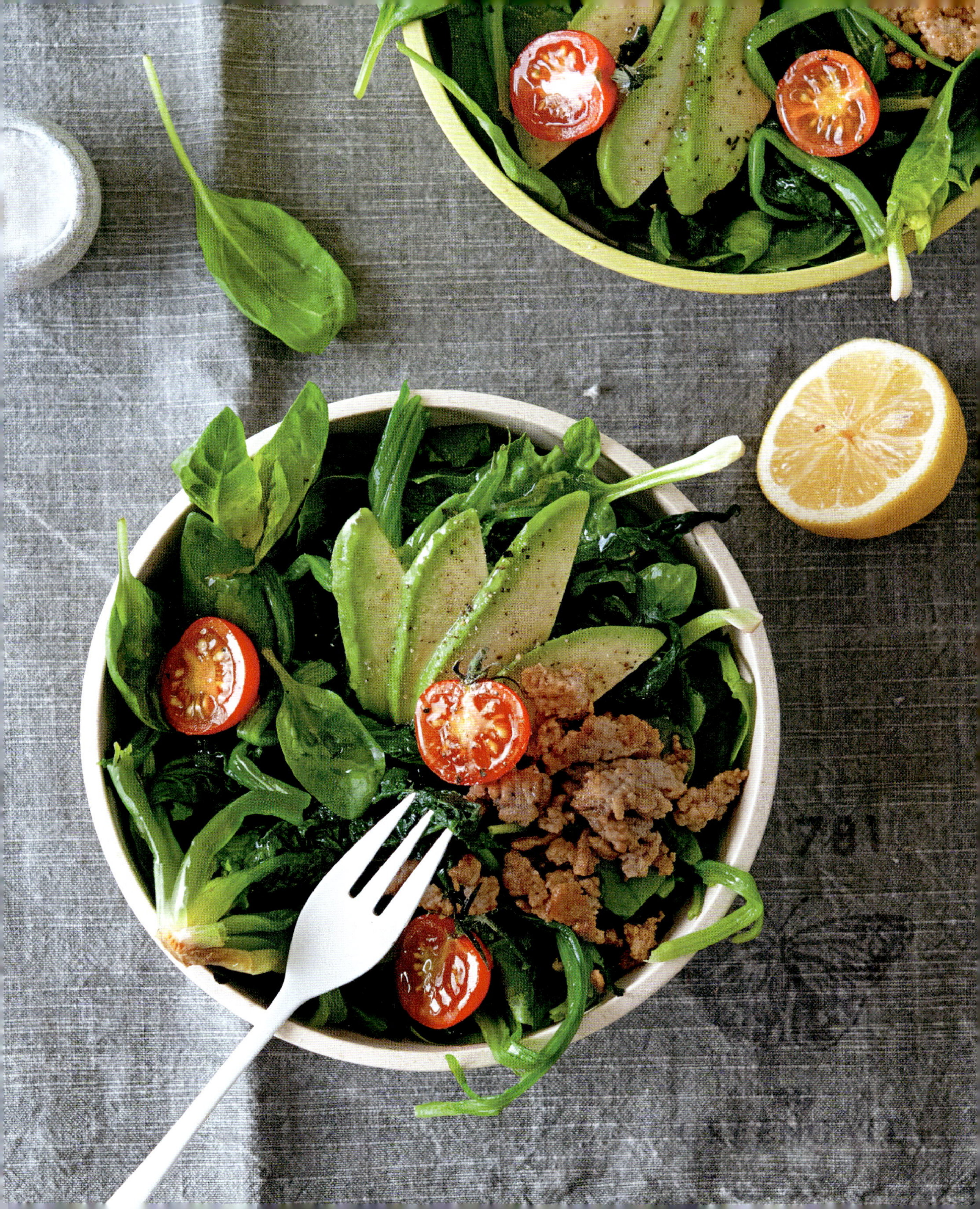

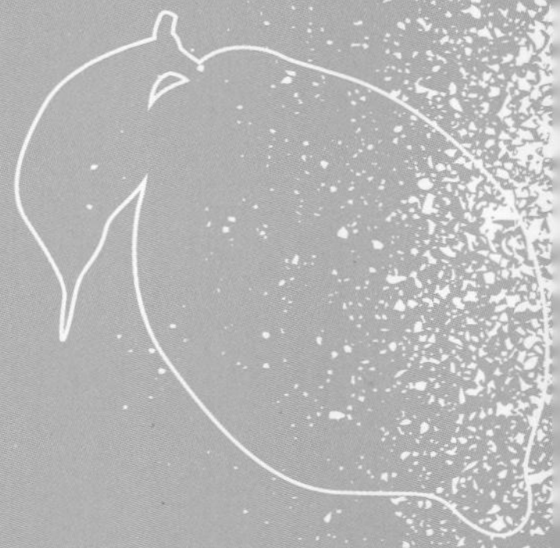

BOOST YOUR BRAIN

MITTAGESSEN TO GO

Du sehnst dich nach praktischen Rezepten für ein unkompliziertes gesundes Mittagessen? Nach solchen, die du auch rasch mit in die Arbeit nehmen kannst? Voilà: Auf den nächsten Seiten findest du Rezepte, mit denen du auch für einen turbulenten Alltag kulinarisch bestens gerüstet bist.

KNACKIGER ROSENKOHLSALAT MIT BACON

ZUTATEN:

* 270 g Rosenkohl
* 40 g Bacon (5–6 Scheiben)
* 55 g geräucherte Hähnchenbrust
* 10 g Ghee
* 100 g Romanasalat (ca. 1 kleiner)
* 2 TL Apfelessig
* 2 TL Olivenöl
* 1 TL Dijonsenf
* ½ TL getrockneter Thymian
* 1 Prise Meersalz
* 1 Prise frisch gemahlener Pfeffer
* 20 g Pekannüsse

ZUBEREITUNG:

Den Rosenkohl waschen, die trockenen Blätter und den Strunk entfernen. Die Röschen in Scheiben schneiden.

Den Bacon und die geräucherte Hähnchenbrust grob würfeln. Das Ghee in einer Pfanne erhitzen. Bacon und Hähnchenbrust darin rundherum 3–4 Minuten knusprig anbraten. Beides aus der Pfanne nehmen und beiseitestellen.

Das Fett in der Pfanne belassen und den Rosenkohl darin anbraten. 2 TL Wasser hinzugeben und etwa 10 Minuten dünsten, bis der Rosenkohl bissfest ist. Die Pfanne vom Herd nehmen.

Den Romanasalat waschen, trocken schleudern, in Streifen schneiden und mit dem Rosenkohl in der Pfanne vermengen.

Aus Apfelessig, Olivenöl, Dijonsenf, Thymian, Salz und Pfeffer ein Dressing anrühren. Den Salat mit dem Dressing vermengen und in einer Schüssel anrichten. Mit Pekannüssen, Bacon und Hähnchenbrust garnieren.

Zubereitungszeit: 35 Minuten

TIPP: *Kleine Mengen Flüssigkeit sind in Ess- und Teelöffel angegeben, um das Abmessen zu vereinfachen. Dabei wird davon ausgegangen, dass ein Esslöffel etwa 15 Milliliter und ein Teelöffel 5 Milliliter Flüssigkeit fasst.*

SCHARFER SALAT VON GRÜNER PAPAYA MIT GARNELEN

ZUTATEN:

* 1 kleines Stück Zitronengras (ca. 2 cm lang)
* 15 g Kokosöl
* 150 g Garnelen
* 220 g grüne Papaya (ca. ½)
* 80 g asiatischer Pflücksalat (ca. 2 Handvoll)
* 3 Zweige frischer Koriander
* 1–2 EL Limettensaft
* 2 TL Fischsauce
* 1 EL Sesamöl
* 1 Prise getrocknete Chili-Flocken
* 30 g Macadamianüsse

ZUBEREITUNG:

Das Zitronengras in feine Ringe schneiden. Das Kokosöl in einer Pfanne erhitzen und das Zitronengras darin kurz andünsten. Die Garnelen dazugeben, kurz von allen Seiten scharf anbraten und dann bei mittlerer Temperatur 2–3 Minuten durchgaren.

Die Papaya schälen, halbieren und die Kerne entfernen. Mit einer Küchenreibe die benötigte Hälfte in feine Streifen raspeln. Den Pflücksalat waschen, trocken schleudern und mit den Papayastreifen vermischen. Den Koriander waschen, kurz trocken schütteln, die Blätter abzupfen und fein hacken.

Aus Limettensaft, Fischsauce, Sesamöl, gehacktem Koriander und den Chili-Flocken ein Dressing zaubern und mit dem Salat vermengen.

Die Macadamianüsse grob hacken. Den Salat mit den Garnelen anrichten und mit den gehackten Nüssen garnieren.

Zubereitungszeit: 25 Minuten

TIPP: *Wenn die Garnelen einmal angebraten sind, kannst du das Gericht auch für unterwegs mitnehmen und kalt genießen. Packe dafür die Garnelen und das Dressing separat ein. Oder du stapelst alle Zutaten „umkippsicher“ in einem Behältnis: Dressing und Garnelen unten, dann Papaya, oben Salat. Vorm Genießen miteinander vermischen. Generell lassen sich alle Salate auf diese Art sehr gut transportieren.*

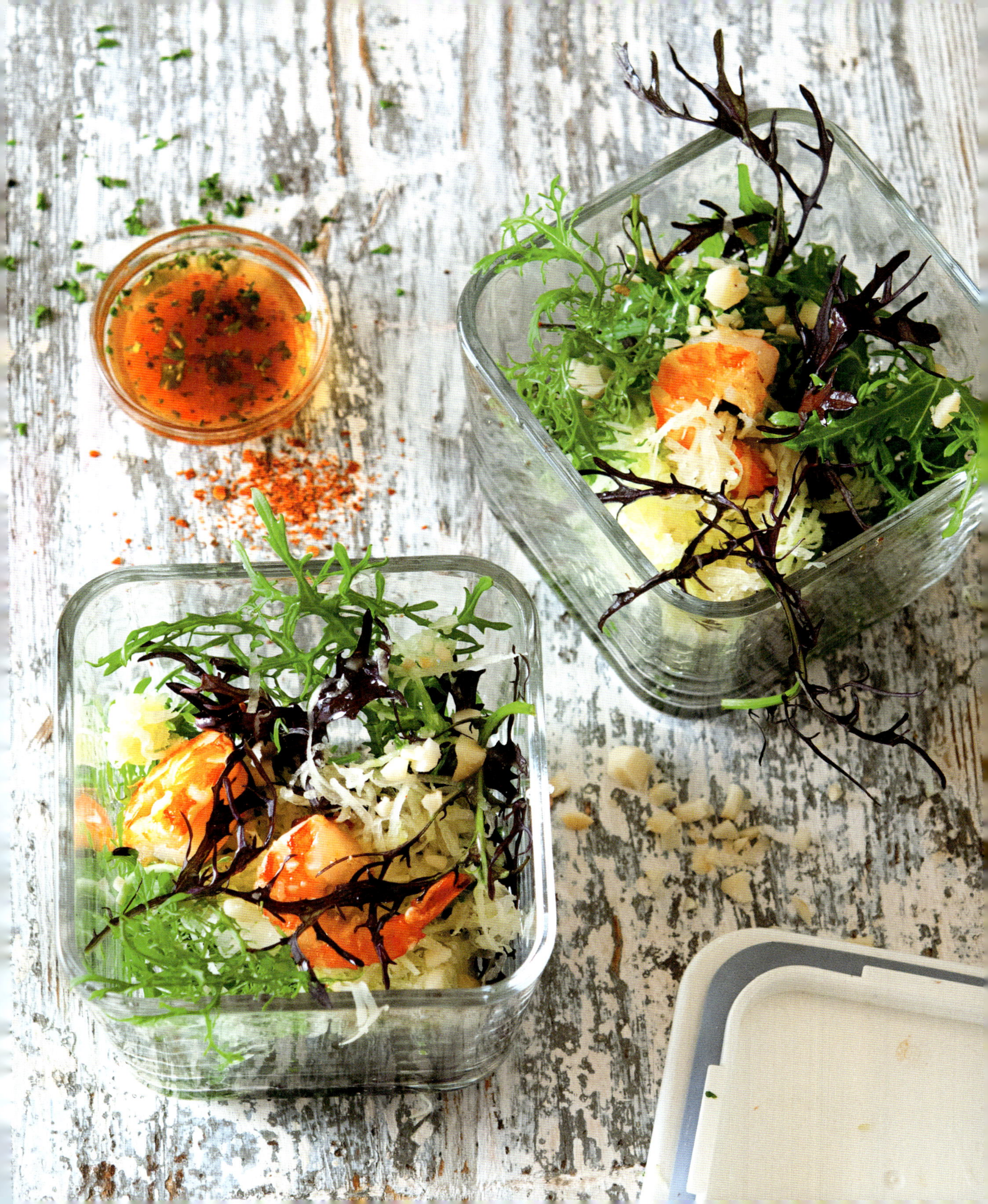

MEXIKANISCHER HÄHNCHEN-TACO-SALAT

ZUTATEN:

* ½ TL Chili-Flocken
* ½ TL gemahlener Kreuzkümmel
* 1 Prise granulierter Knoblauch
* 1 Prise granulierte Zwiebel
* 1 Prise getrockneter Oregano
* 1 Prise rosenscharfes Paprikapulver
* 1 Prise Meersalz
* 1 Prise frisch gemahlener Pfeffer
* 110 g Hähnchenbrust
* 10 g Ghee
* 80 g Kopfsalat (ca. 2 Handvoll)
* 140 g gelbe Paprikaschote (ca. 1)
* 100 g Tomate (ca. 1 mittelgroße)
* 2 EL Olivenöl
* 2 TL Apfelessig

ZUBEREITUNG:

Alle Kräuter und Gewürze vermischen. Die Hähnchenbrust abwaschen, trockentupfen und gründlich mit dieser Gewürzmischung einreiben.

Das Ghee in einer Pfanne erhitzen, die Hähnchenbrust darin anbraten und bei mittlerer Temperatur durchgaren.

Den Kopfsalat waschen, schleudern und in einer Schüssel anrichten. Das Gemüse waschen. Die Paprikaschote halbieren, entkernen und in Würfel schneiden. Die Tomate halbieren, vom Strunk befreien und anschließend achteln. Beides auf dem Salat anrichten.

Aus Olivenöl, Apfelessig, Salz, Pfeffer und etwas von den Chili-Flocken ein schnelles Dressing anrühren.

Die gegarte Hähnchenbrust in große Würfel schneiden und auf dem Salat anrichten. Mit dem Dressing abrunden und warm oder kalt servieren.

Zubereitungszeit: 15 Minuten

TIPP: *Wenn Hähnchenfleisch übrig bleibt, wiege es ab, brate es an und verstaue es dann in einem Gefrierbeutel im Tiefkühlfach. Beschrifte den Gefrierbeutel mit dem Gewicht. So hast du für einen nächsten Salat schnell vorgebratene Hähnchenbrust zur Hand.*

MAIRÜBCHEN-SALAT

ZUTATEN:

* 3 Eier
* 210 g Mairübchen oder Steckrübe (ca. 1)
* 3 schwarze Pfefferkörner
* 1 Lorbeerblatt
* 1 Spritzer Apfelessig
* 2 TL Dijonsenf
* 35 ml Olivenöl
* 1 Prise Meersalz
* 1 Prise frisch gemahlener Pfeffer
* 100 g Salatgurke
* etwas Petersilie und Schnittlauch zum Garnieren

ZUBEREITUNG:

Die Eier hart kochen und abkühlen lassen.

Die Mairübchen schälen und in Würfel mit 1 cm Kantenlänge schneiden. In einen kleinen Topf legen und mit Wasser bedecken. Pfefferkörner, Lorbeerblatt und den Apfelessig hinzugeben. Etwa 10 Minuten köcheln lassen, bis die Mairübchen durch, aber noch bissfest sind.

Die Eier pellen, das Eigelb herauslösen und in einen Mixer geben. Dijonsenf, Olivenöl, Salz und Pfeffer hinzugeben und alles zu einer schnellen Mayonnaise pürieren.

Die Eiweiße fein würfeln. Die Salatgurke raspeln. In einer Schüssel die gekochten Mairübchen mit der schnellen Mayonnaise, den Eiweiß-Würfeln und der Salatgurke vermengen.

30 Minuten oder über Nacht ziehen lassen. Danach noch einmal mit Salz und Pfeffer abschmecken.

Petersilie und Schnittlauch waschen und trocken schütteln, die Petersilie hacken, den Schnittlauch in Röllchen schneiden, dann beides zum Garnieren verwenden.

Zubereitungszeit: 30 Minuten (plus: 30 Minuten Ziehzeit)

ANTIPASTI-SALAT UND PROTEINPUDDING

ZUTATEN:

Für den Proteinpudding:

* 5 g Kakaopulver
* 50 ml Mandelmilch, ungesüßt
* 15 g veganes Proteinpulver

Für den Salat:

* 100 g Kräuterseitlinge
* 125 g Zucchini (ca. ½)
* 15 g Kokosöl
* 2 TL Olivenöl
* 1 Prise Kerbel, getrocknet
* 1 Prise Dill, getrocknet
* 2 TL Zitronensaft
* 1 Prise Meersalz
* 1 Prise frisch gemahlener schwarzer Pfeffer
* 50 g Feldsalat (ca. 1 große Handvoll)
* 40 g Haselnüsse
* einige Blätter Zitronenmelisse und einige Stängel Petersilie
* etwas abgeriebene Zitronenschale

ZUBEREITUNG:

Für den Nachtisch einen Proteinpudding vorbereiten. Dazu Kakaopulver, Mandelmilch und Proteinpulver vermengen und 30 Minuten quellen lassen. Falls die Masse zu fest wird, noch etwas Wasser unterrühren.

Die Kräuterseitlinge putzen und der Länge nach in Scheiben schneiden. Die halbe Zucchini waschen, am Ende kappen und in lange Streifen schneiden. Das Kokosöl in einer Pfanne erhitzen und die Zucchini- und Kräuterseitling-Scheiben darin auf beiden Seiten jeweils 3 Minuten anbraten. Falls die Pfanne zu voll wird, das Gemüse in mehreren Portionen anbraten.

Aus Olivenöl, Kerbel, Dill und Zitronensaft mit etwas Meersalz und frisch gemahlenem Pfeffer ein Dressing mischen.

Den Feldsalat waschen und mit dem gebratenen Gemüse anrichten. Die Haselnüsse hacken und die Hälfte über den Salat geben, den Rest über den Proteinpudding streuen.

Zitronenmelisse und Petersilie waschen, trocken schütteln und hacken. Dann damit und mit der Zitronenschale den Salat garnieren und diesen mit dem Dressing anrichten.

Zubereitungszeit: 20 Minuten (plus 30 Minuten Quellzeit)

BLUMENKOHL-KOKOS-CREMESUPPE

ZUTATEN:

* 250 g Blumenkohl (ca. ½)
* 10 g Kokosöl
* Meersalz
* 60 ml Kokosmilch
* 30 g veganes Proteinpulver
* ¼ TL getrockneter Rosmarin
* ¼ TL Chili-Flocken
* 1 Prise frisch gemahlene Muskatnuss
* 1 Prise frisch gemahlener Pfeffer
* 30 g Macadamianüsse
* 2 TL Olivenöl

ZUBEREITUNG:

Den Blumenkohl waschen und in Röschen teilen. Das Kokosöl in einem Topf erhitzen und die Blumenkohl-Röschen darin leicht andünsten. Anschließend mit Wasser bedecken, salzen und 20 Minuten köcheln lassen. Bei Bedarf Wasser nachgießen, sodass das Gemüse immer bedeckt bleibt.

Dann die Suppe mit einem Passierstab pürieren. Die Kokosmilch und das Proteinpulver einrühren. Wenn die Suppe zu fest wird, noch etwas Wasser hinzufügen. Mit Rosmarin, Chili, Muskat, Salz und Pfeffer abschmecken.

Die Macadamianüsse grob hacken und in einer Pfanne ohne Fett leicht anrösten.

Zum Anrichten die Suppe mit Olivenöl beträufeln und mit den gerösteten Macadamianüssen garnieren.

Zubereitungszeit: 30 Minuten

GEBACKENER ZIEGENKÄSE AUF MANGOLD

ZUTATEN:

* 150 g Baby-Mangold (ca. 3 Handvoll)
* 160 g junge bunte Karotten (ca. 4)
* 130 g Ziegen-camembert
* 10 g Ghee
* 2 TL Olivenöl
* 1 TL Apfelessig
* 1 TL abgeriebene Zitronenschale
* 1 Prise Meersalz

ZUBEREITUNG:

Den Backofen auf 150 °C Umluft vorheizen.

Den Mangold waschen und die trockenen Enden abschneiden. Die Karotten waschen, längs halbieren und der Länge nach in feine Streifen schneiden.

Den Ziegenkäse in einer feuerfesten Form 10 Minuten im Ofen backen. Nach 10 Minuten die Grillfunktion anstellen und den Käse weitere 2 Minuten leicht golden anbräunen.

Währenddessen das Ghee in einer Pfanne erhitzen. Die Karotten darin schwenken und gut salzen. Etwa 5 Minuten bei mittlerer Hitze bissfest dünsten. Den Mangold dazugeben und kurz mitdünsten, bis er beginnt zusammenzufallen. Es müssen nicht alle Blätter gegart sein. Eine Mischung aus leicht erwärmten frischen und zusammengefallenen Mangoldblättern ist ideal.

Aus Olivenöl, Apfelessig, Zitronenschale und Meersalz ein Dressing anrühren.

Das Gemüse mit dem Ziegenkäse anrichten und mit dem Zitronendressing beträufeln.

Zubereitungszeit: 25 Minuten

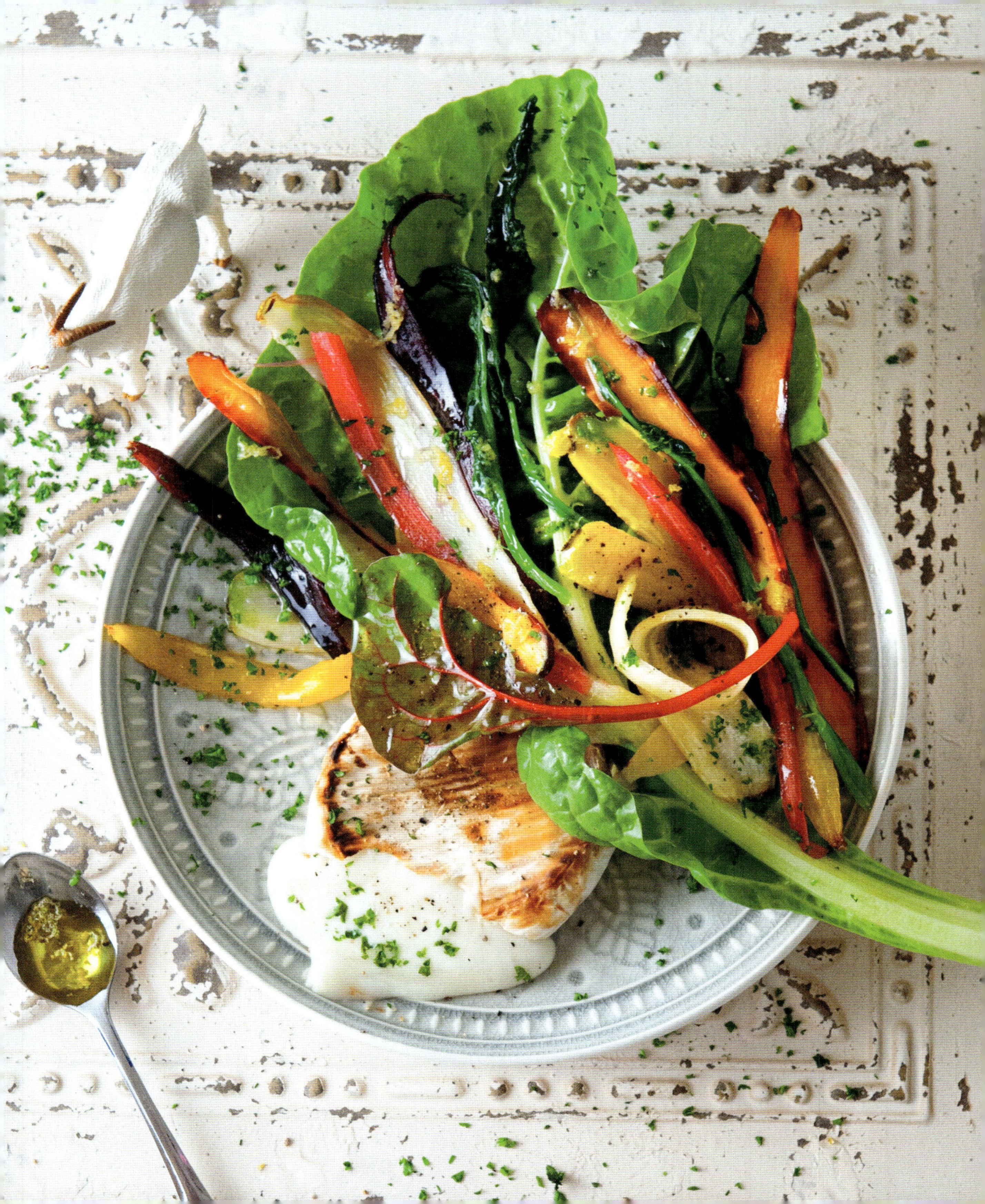

BOOST YOUR BRAIN

DAS ABENDESSEN

Ein leckeres Abendessen rundet den Tag ab. Bei kreativen Gerichten wie Lachsburger, knusprigen Austernpilzen, Zucchinipasta und Bergkäse-Gnocchi läuft das Wasser im Munde zusammen und der Tag klingt kulinarisch harmonisch aus.

ZARTES LAMMFILET MIT AUBERGINENGEMÜSE

ZUTATEN:

* 450 g Aubergine (ca. 2 mittelgroße)
* 25 g Ghee
* 130 g Lammfilet
* ½ TL Fleur de Sel
* 1 Prise frisch gemahlener Pfeffer
* 4 TL Zitronensaft
* 4 TL Olivenöl
* 1 TL abgeriebene Zitronenschale
* 1 Prise getrockneter Oregano
* ½ TL getrocknete, gehackte Minze

ZUBEREITUNG:

Die Auberginen waschen und in feine Würfel von etwa 0,5 cm Kantenlänge schneiden. Die Hälfte des Ghees in einer Pfanne (am besten in einer Grillpfanne) schmelzen lassen und gut verteilen. Die Auberginenwürfel darin bei mittlerer Hitze 2 Minuten andünsten.

Das Lammfilet kalt abspülen und die dünne Silberhaut entfernen. Die Auberginenwürfel in der Pfanne auf die Seite schieben. Das restliche Ghee erhitzen und das Lammfilet darin bei starker Hitze 2 Minuten auf allen Seiten anbraten. Dabei darauf achten, dass das Gemüse nicht anbrennt.

Den Herd ausstellen und das Lammfilet 5 Minuten in der Pfanne ruhen lassen. Das Gemüse und das Fleisch mit Fleur de Sel und frisch gemahlenem Pfeffer würzen.

Den Zitronensaft, das Olivenöl, die Zitronenschale und die Kräuter in die Pfanne geben und gut mit dem Gemüse vermengen. Das Lammfilet in feine Scheiben schneiden.

Das Gemüse auf einem Teller anrichten und die Lammscheiben darauf platzieren.

Zubereitungszeit: 20 Minuten

ZUCCHINIPASTA MIT WÜRZIGEM OFENHÄHNCHEN

ZUTATEN:

* 1 Stängel frisches Bohnenkraut
* 1 Stängel Rosmarin
* ½ TL Meersalz
* 1 Knoblauchzehe
* 2–3 EL Olivenöl
* Saft einer Bio-Zitrone
* 80 g Hähnchenbrust
* 400 g Zucchini (ca. 2 mittelgroße)
* 1 Prise Meersalz
* 1 Prise frisch gemahlener Pfeffer
* 20 g blanchierte gehobelte Mandeln

Außerdem nötig:

* Spiralschneider

ZUBEREITUNG:

Bohnenkraut, Rosmarin und Meersalz in einem Mörser zerkleinern. Die Knoblauchzehe schälen, in den Mörser geben und zerdrücken. Die Hälfte des Olivenöls und den Zitronensaft dazugeben und mit den Kräutern zu einer Paste vermengen.

Die Hähnchenbrust mit der Marinade einreiben und mindestens 3 Stunden marinieren.

Den Backofen auf 220 °C Ober- und Unterhitze vorheizen. Die Hähnchenbrust mit der gesamten Marinade in eine Auflaufform geben und 30 Minuten backen. Dabei immer wieder die Marinade über das Fleisch streichen. Wird die Hähnchenbrust zu dunkel, die Temperatur auf 180 °C senken.

Während das Hähnchen im Backofen ist, die Zucchini waschen und die Enden abschneiden. Mit einem Spiralschneider in Spaghettiform schneiden. Die Zucchini-Spaghetti in eine Schüssel geben, gut salzen und 10 Minuten ziehen lassen.

Danach die ausgetretene Flüssigkeit abgießen, die Zucchini-Spaghetti in einem Sieb abbrausen und anschließend in einer Pfanne in etwas Wasser 2 Minuten bissfest dünsten. Das restliche Olivenöl dazugeben und die Zucchini-Spaghetti darin schwenken.

Nach dem Backen die Hähnchenbrust in 0,5 cm dicke Scheiben schneiden und mit der Zucchini-Pasta anrichten. Dafür mit Salz und Pfeffer abschmecken und mit Mandelblättchen garnieren. Wenn du möchtest, kannst du die Mandelblättchen für eine besondere Optik vorher in einer Pfanne ohne Fett goldbraun anrösten.

Zubereitungszeit: 45 Minuten (plus: mindestens 3 Stunden Marinierzeit)

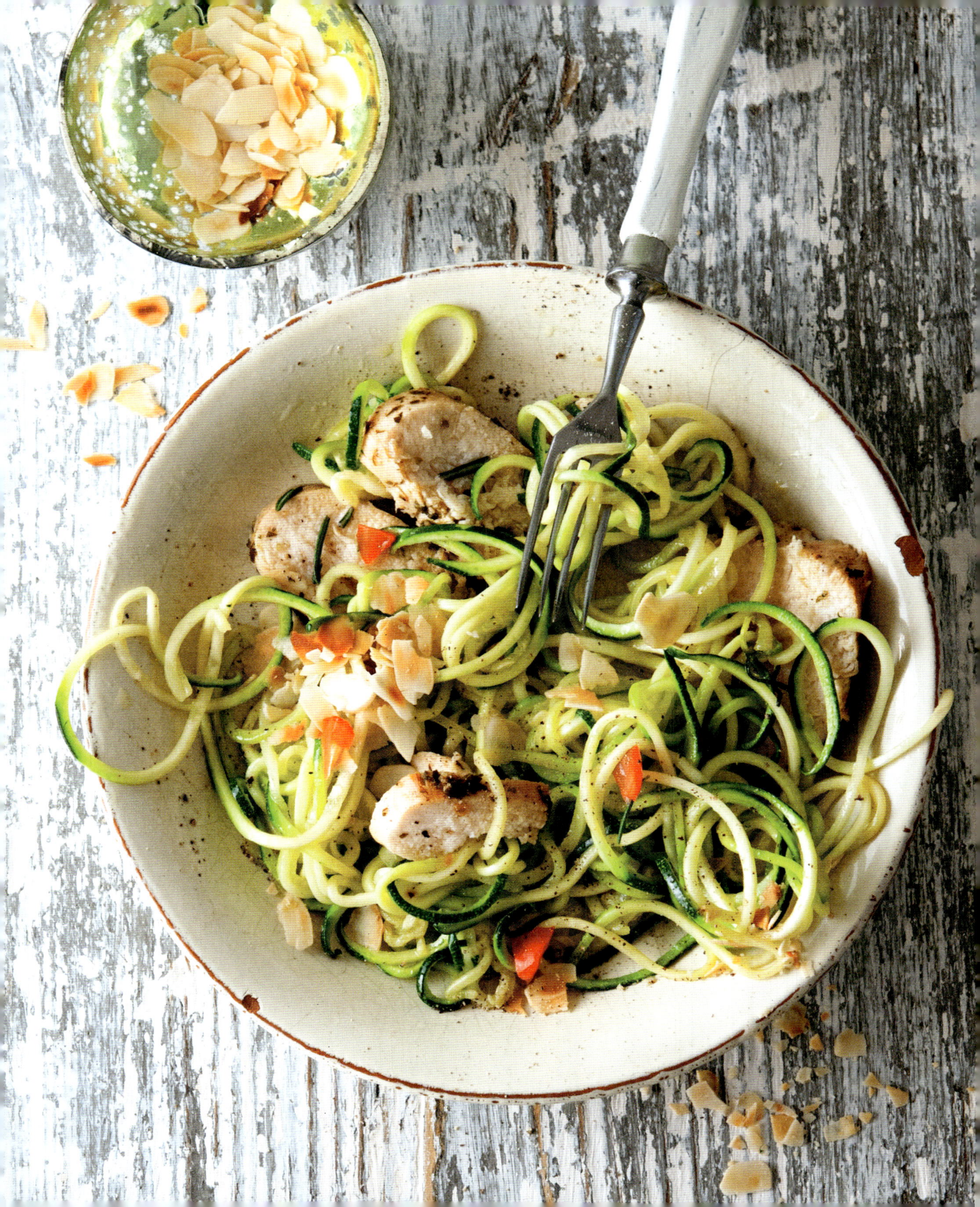

ASIATISCHER BLUMENKOHL-REIS MIT SCHWEINEFILETSTREIFEN

ZUTATEN:

* 200 g Blumenkohl (ca. ½)
* 35 g Kokosöl
* Meersalz
* 150 g Pak Choi (ca. 4 kleine)
* 100 g Schweinefilet
* 1 Knoblauchzehe
* 30 g Sesam
* 2 TL Coconut Aminos oder 4 TL Limettensaft
* ¼ TL Chili-Flocken
* 1 Prise frisch gemahlener Pfeffer

ZUBEREITUNG:

Den Blumenkohl waschen und in Röschen teilen. Portionsweise (immer eine Handvoll) in einen Mixer oder einen Zerkleinerer geben und zu reiskorngroßen Stückchen verarbeiten. So entsteht Blumenkohl-Reis.

Die Hälfte des Kokosöls in einem kleinen Topf erhitzen und den Blumenkohl-Reis darin leicht andünsten. 2 EL Wasser hinzugeben und den Reis unter ständigem Rühren etwa 5 Minuten weich dünsten. Mit Meersalz würzen.

Vom Pak Choi den trockenen Strunk abschneiden. Den weißen Teil des Pak Chois quer in feine Streifen schneiden, die grünen Blätter beiseitelegen.

Das Schweinefilet mit einem scharfen Messer in sehr feine Streifen schneiden. Das restliche Kokosöl in einer Pfanne oder einem Wok erhitzen. Die Knoblauchzehe pressen und im Öl zusammen mit dem weißen Anteil des Pak Chois andünsten. Das Gemüse zum Rand schieben und die Schweinefiletstreifen rundherum anbraten. Den Sesam und die Coconut Aminos hinzugeben. Zuletzt die grünen Blätter des Pak Choi in die Pfanne geben und kurz mit andünsten.

Das Gemüse und Schweinefleisch mit dem Blumenkohlreis anrichten. Mit Chili-Flocken, Meersalz und frisch gemahlenem Pfeffer abschmecken.

Zubereitungszeit: 35 Minuten

TIPP: *Die Würzsauce Coconut Aminos ist eine gesündere Alternative zu Sojasauce. Du kannst sie in verschiedenen Shops online bestellen, die beispielsweise auf Rohkost spezialisiert sind.*

KNUSPRIGE AUSTERNPILZE MIT BROKKOLIPÜREE

ZUTATEN:

* 180 g Brokkoli (ca. ½)
* 200 g Austernpilze
* 25 g Kokosöl
* 50 ml Kokosmilch
* 25 veganes Proteinpulver
* 1–2 EL Olivenöl
* 1 Prise getrockneter Koriander
* 1 Prise frisch gemahlener schwarzer Pfeffer
* 1 Prise granulierter Knoblauch
* 1 Prise Kurkuma
* 1 Prise getrockneter Majoran
* 1 Prise Fleur de Sel

ZUBEREITUNG:

Den Brokkoli waschen, in Röschen teilen und diese in einen Topf geben und mit Wasser bedecken. Das Wasser aufkochen und dann etwa 10 Minuten köcheln lassen.

Inzwischen die Austernpilze putzen. Das Kokosöl in einer Pfanne erhitzen und die Pilze darin 3–5 Minuten knusprig anbraten.

Den gekochten Brokkoli in einen Standmixer geben und zusammen mit der Kokosmilch und dem Proteinpulver pürieren. Wenn die Konsistenz zu fest ist, noch etwas vom Kochwasser hinzugeben, bis ein cremiges Püree entsteht. Mit dem Olivenöl, den Kräutern und Gewürzen abschmecken.

Das Püree mit den Austernpilzen anrichten. Die Pilze nochmals mit etwas Fleur Sel bestreuen und das Kokosöl aus der Pfanne darüberträufeln.

Zubereitungszeit: 25 Minuten

SAFTIGER LACHSBURGER

ZUTATEN:

* 75 g Räucherlachs
* 1 Ei
* 1 EL Kokosmehl
* 1 Zweig Koriander
* 1 Prise feines Meersalz
* 1 Prise Chili-Flocken
* 2 EL Kokosmilch
* 145 g gelbe Paprikaschote (ca. 1)
* 200 g Riesen-Champignons (Portobello-Pilze)
* 70 g Avocado (ca. ½)
* 25 g Ghee
* 10 g Kokosöl
* etwas grobes Meersalz

ZUBEREITUNG:

Den Räucherlachs fein hacken. Mit Ei und Kokosmehl vermengen. Den Korianderzweig waschen, trocken schütteln, die Blätter abzupfen, hacken und mit dem Meersalz und den Chili-Flocken in den Teig kneten. Die Hälfte der Kokosmilch untermischen.

Die Paprikaschote waschen, halbieren und entkernen. Erst in Streifen, dann in Würfel schneiden. Die Pilze putzen. Von zwei Pilzen nur die Stiele abschneiden und die Hüte beiseitelegen, die beiden Stiele und alle restlichen Pilze klein würfeln. Das Fruchtfleisch der Avocadohälfte in Scheiben schneiden.

Das Ghee in einer Pfanne erhitzen. Aus der Räucherlachsmasse ein Burger-Patty formen. Falls die Masse zu krümelig ist, noch etwas Kokosmilch hineingeben und einkneten. Das Burger-Patty im heißen Ghee auf jeder Seite etwa 90 Sekunden anbraten. Dann die Hitze reduzieren und bei geschlossenem Deckel noch 3 Minuten garen.

In einer anderen Pfanne die beiden Champignonhüte in etwas Wasser 4 Minuten bei mittlerer Hitze andünsten. Sie sollen leicht schrumpelig werden, aber nicht zu weich.

Das Burger-Patty aus der Pfanne nehmen. Kokosöl in die Pfanne geben und darin die gewürfelte Paprikaschote und die gewürfelten Pilze 3 Minuten anbraten. Wenn noch Kokosmilch übrig ist, hier dazugeben.

Zum Servieren das Lachs-Patty auf einem der Pilzhüte platzieren, mit den Avocadoscheiben belegen, mit grobem Meersalz bestreuen und mit dem zweiten Pilz zudecken. Das Paprika-Pilz-Gemüse mit Meersalz abschmecken und dazu servieren.

Zubereitungszeit: 30 Minuten

TIPP: *Jedes Kokosmehl bindet unterschiedlich viel Wasser. Mit der Menge der Kokosmilch kannst du die Konsistenz der Lachsmasse perfekt steuern.*

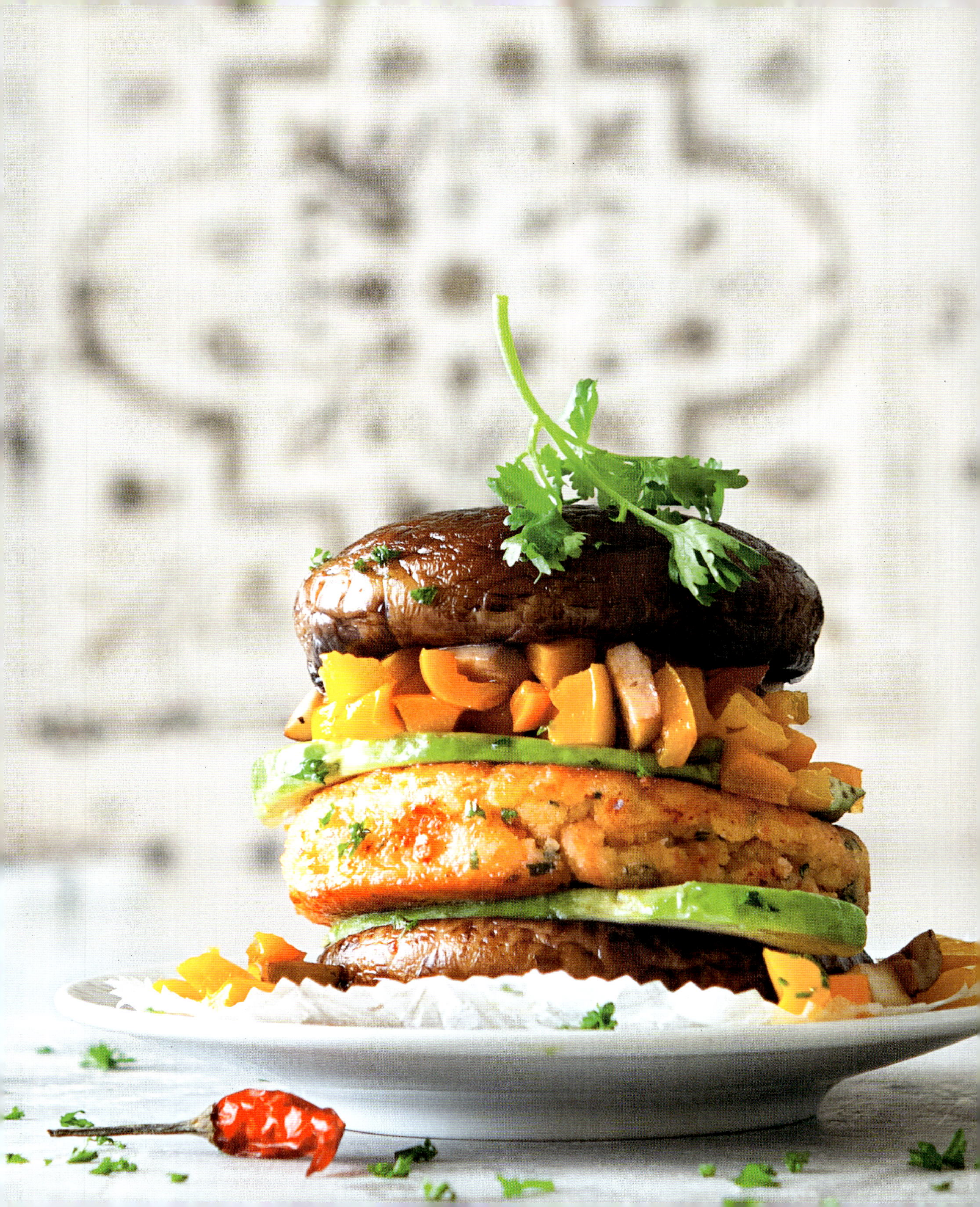

LOW-CARB-RISOTTO MIT ZIEGENFRISCHKÄSE

ZUTATEN:

* 200 g Blumenkohl (ca. ½)
* 100 g Champignons
* 65 g Cocktail-tomaten (ca. 4)
* 1 kleine Schalotte
* 35 g Weidebutter
* 100 ml Gemüsefond
* 55 g Parmesan
* Himalaya-Salz
* 1 Prise frisch gemahlener schwarzer Pfeffer
* 65 g Ziegen-frischkäse
* einige Rucolablätter
* wenige Stiele Schnittlauch (optional)

ZUBEREITUNG:

Das Gemüse waschen. Den Blumenkohl in Röschen teilen. Die Röschen im Mixer nach und nach zu Reiskorn-großen Stücken verarbeiten. Dazu immer nur eine Handvoll Blumenkohl auf einmal in den Mixer geben.

Die Champignons in Scheiben schneiden, die Tomaten vierteln. Die Schalotte schälen und fein hacken.

Die Hälfte der Butter in einer Pfanne auslassen, die Schalotte darin leicht anbräunen und den Blumenkohl-Reis dazugeben. 2 Minuten andünsten.

Den Gemüsefond angießen und den Blumenkohl darin etwa 5–8 Minuten garen, bis das Wasser komplett verdampft ist.

Den Parmesan reiben und unter das Risotto rühren. Gut mit Salz und Pfeffer abschmecken.

Die Champignons in der restlichen Butter anbraten. Das Risotto mit gebratenen Pilzen und Tomaten anrichten und mit dem Ziegenkäse verfeinern.

Schnittlauch und Rucolablättchen waschen, trocken schütteln, den Schnittlauch in Röllchen schneiden. Anschließend das Risotto damit dekorieren.

Zubereitungszeit: 30 Minuten

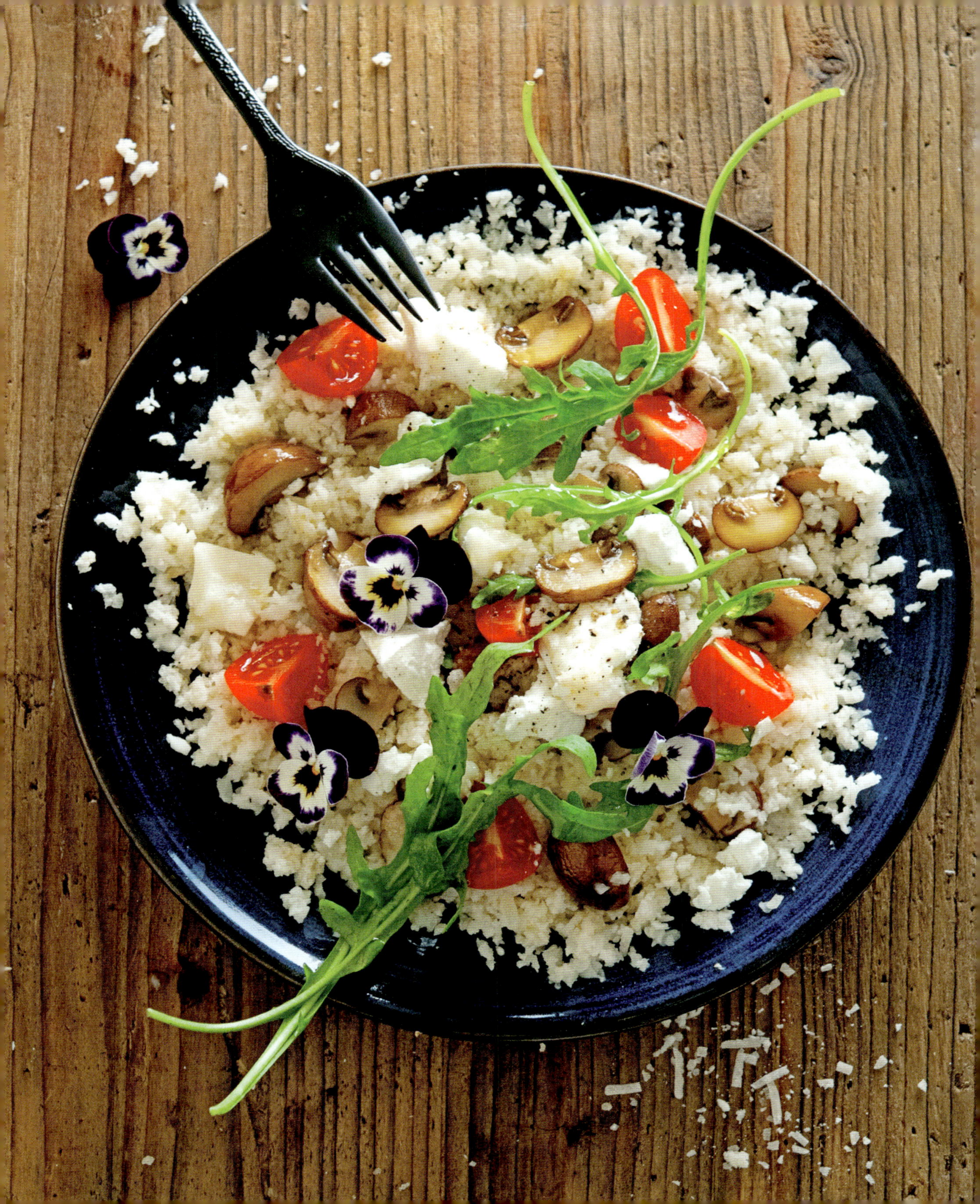

BERGKÄSE-GNOCCHI MIT SPINAT

ZUTATEN:

* 75 g Bergkäse
* 2 Eigelbe
* 1 TL Guarkernmehl
* 1 Prise Ursalz
* 30 g Schalotte
* 135 g Spinat (ca. 4 Handvoll)
* 190 g gelbe Paprika (ca. 1½)
* 40 g Weidebutter
* 1 Prise frisch gemahlener Pfeffer

ZUBEREITUNG:

Den Bergkäse fein reiben. Einen Topf mit Wasser zum Kochen bringen und eine metallene Schüssel daraufstellen, die den Topf verschließt. Den Käse im Wasserbad unter Rühren schmelzen. Die Schüssel vom Herd nehmen und etwas abkühlen lassen.

Dann die Eigelbe mit dem Käse vermengen, am besten eine Gabel dafür verwenden. Sobald sich eine homogene Masse gebildet hat, das Guarkernmehl einrühren. Die Schüssel für 15 Minuten in den Kühlschrank stellen.

Den Topf mit Wasser noch einmal erhitzen und das Wasser zum Kochen bringen. Diesmal gut salzen. Mit einem Teelöffel Nocken aus der Teigmasse stechen. Zwischen den Handflächen zu Kugeln rollen und dann zu Gnocchi formen. Kleinere Gnocchi bekommen eine bessere Konsistenz. Jedes der Klößchen mit einer Gabel eindrücken, sodass sich das typische Muster ergibt.

Die Gnocchi in das kochende Wasser gleiten lassen und so lange kochen, bis sie oben schwimmen. Dann mit einer Schaumkelle herausnehmen und auf einem Teller abtropfen lassen.

Die Schalotte schälen und fein hacken. Den Spinat waschen und in Streifen schneiden. Die Paprikaschoten waschen, halbieren, entkernen und die benötigte Menge in feine Würfel schneiden. Die Hälfte der Butter in einer Pfanne erhitzen. Die Schalottenwürfel darin glasig dünsten. Spinat und Paprika hinzugeben und 2 Minuten bei mittlerer Hitze andünsten. Mit Salz und Pfeffer würzen.

Das Gemüse zur Seite schieben und die restliche Butter in der Pfanne schmelzen. Nun die Gnocchi in die Pfanne geben und auf jeder Seite etwa eine Minute goldbraun anbraten.

Das Gemüse auf einen Teller geben, die Gnocchi dazu anrichten.

Zubereitungszeit: 60 Minuten

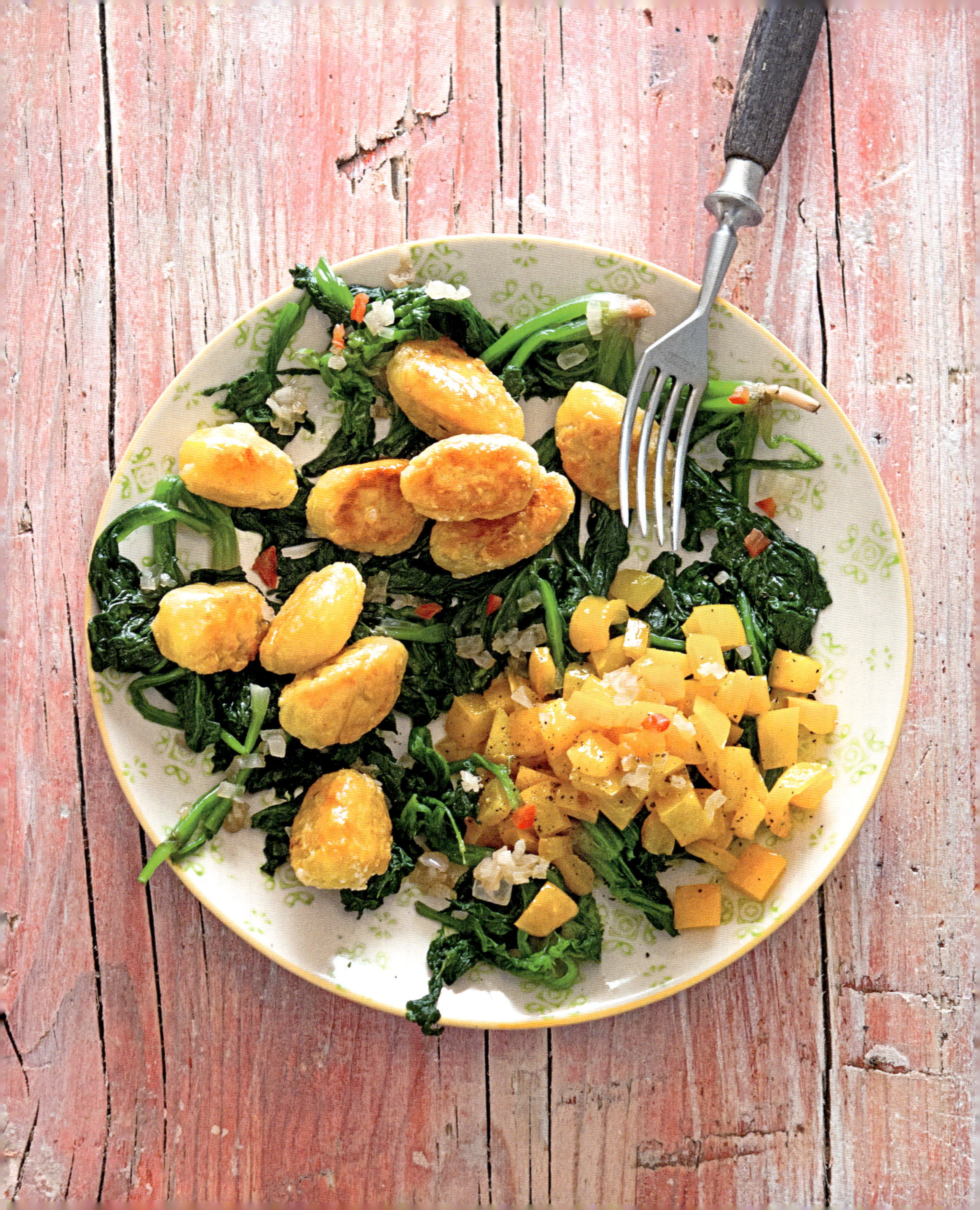

REZEPTE

PHASE 2

BURN THE FAT

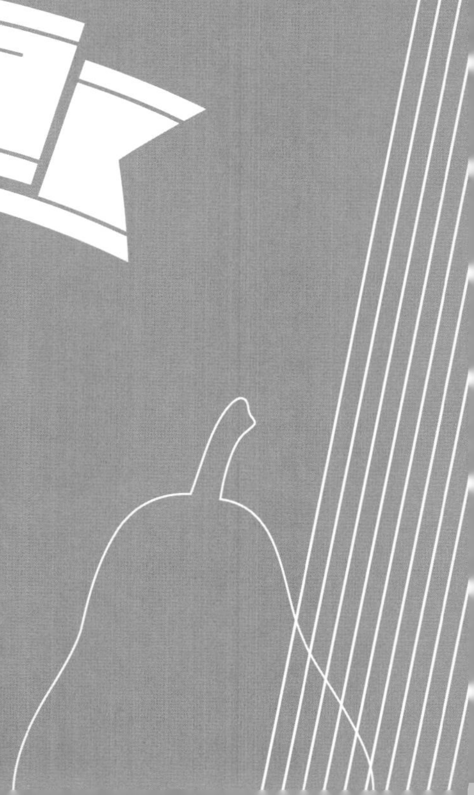

BURN THE FAT

DAS FRÜHSTÜCK

Burn The Fat: In Phase 2 wird Fett verbrannt. Bei einem Frühstück mit Soufflé-Omelett oder Blaubeermuffins ist dagegen auch sicher gar nichts einzuwenden.

SOUFFLÉ-OMELETT

ZUTATEN:
* 2 Eier
* 4 Stiele Schnittlauch
* Meersalz
* frisch gemahlener schwarzer Pfeffer
* 15 g Weidebutter
* 275 g Datteltomaten (ca. 13)
* 2 TL Olivenöl

ZUBEREITUNG:

Den Backofen auf 180 °C Umluft vorheizen.

Die Eier trennen, die Eigelbe in eine Schüssel geben, die Eiweiße in eine andere.

Den Schnittlauch waschen, trocken schütteln und in feine Röllchen schneiden. 2 TL Schnittlauchröllchen mit den Eigelben vermengen. Mit Salz und Pfeffer würzen.

Die Eiweiße mit einer Prise Salz vermengen und mit dem Handrührgerät steif schlagen. Das steif geschlagene Eiweiß vorsichtig unter die Eigelbe heben.

Eine kleine, ofenfeste Pfanne auf dem Herd auf mittlerer Stufe erhitzen und die Butter darin schmelzen lassen. Das Fett gut in der Pfanne verteilen. Die Eimasse in die Pfanne geben und für etwa 10 Minuten in den Backofen stellen – bis das Omelett goldgelb und fest ist.

Die Tomaten waschen und halbieren, das Omelett vierteln, mit den Tomatenhälften und den restlichen Schnittlauchröllchen garnieren. Mit Olivenöl beträufeln und mit Salz und Pfeffer abschmecken.

Zubereitungszeit: 20 Minuten

GERÖSTETE KAROTTEN MIT POCHIERTEM EI

ZUTATEN:

* 120 g Karotte (ca. 1)
* 2 TL Olivenöl
* 1 Prise getrockneter Thymian
* 1 Prise granulierter Knoblauch
* 1 Prise Piment
* 1 Prise Kurkuma
* 1 Prise frisch gemahlener schwarzer Pfeffer
* Himalaya-Salz
* 2 Eier
* 1 TL Apfelessig
* 5 g Kokosöl

ZUBEREITUNG:

Den Backofen auf 200 °C Umluft vorheizen.

Die Karotte in Scheiben schneiden. Mit dem Olivenöl und den Gewürzen mischen. Die Karottenscheiben auf ein mit Backpapier belegtes Blech legen und 15–20 Minuten im Ofen rösten, bis sie angenehm angebräunt sind.

Während die Karotte im Ofen ist, die Eier pochieren. Dazu in einem ausreichend hohen Topf Wasser zum Kochen bringen und salzen. Den Apfelessig hinzugeben und die Temperatur verringern, bis das Wasser nur noch simmert. Die Eier einzeln aufschlagen und jedes in eine kleine Tasse gleiten lassen.

Nun mit einer Gabel im Wasser rühren, sodass ein Strudel entsteht. Schnell ein Ei vorsichtig aus der Tasse in die Mitte des Strudels gleiten lassen. Nach 3 Minuten mit einem Schaumlöffel aus dem Wasser heben und das zweite Ei ebenfalls auf diese Weise pochieren.

Die Karottenscheiben auf einem Teller mit den pochierten Eiern anrichten. Das Kokosöl auf dem Gericht schmelzen lassen und alles mit Salz abschmecken.

Zubereitungszeit: 30 Minuten

TIPP: *Der Essig verbessert die Eiweißgerinnung und der Strudel im Wasser sorgt dafür, dass die Eimasse zusammengehalten wird. Du kannst auch zwei Eier gleichzeitig pochieren: Warte dafür, bis das erste Ei etwas abgesunken ist, bilde dann mit der Gabel noch einen Strudel und lass das zweite Ei hineingleiten.*

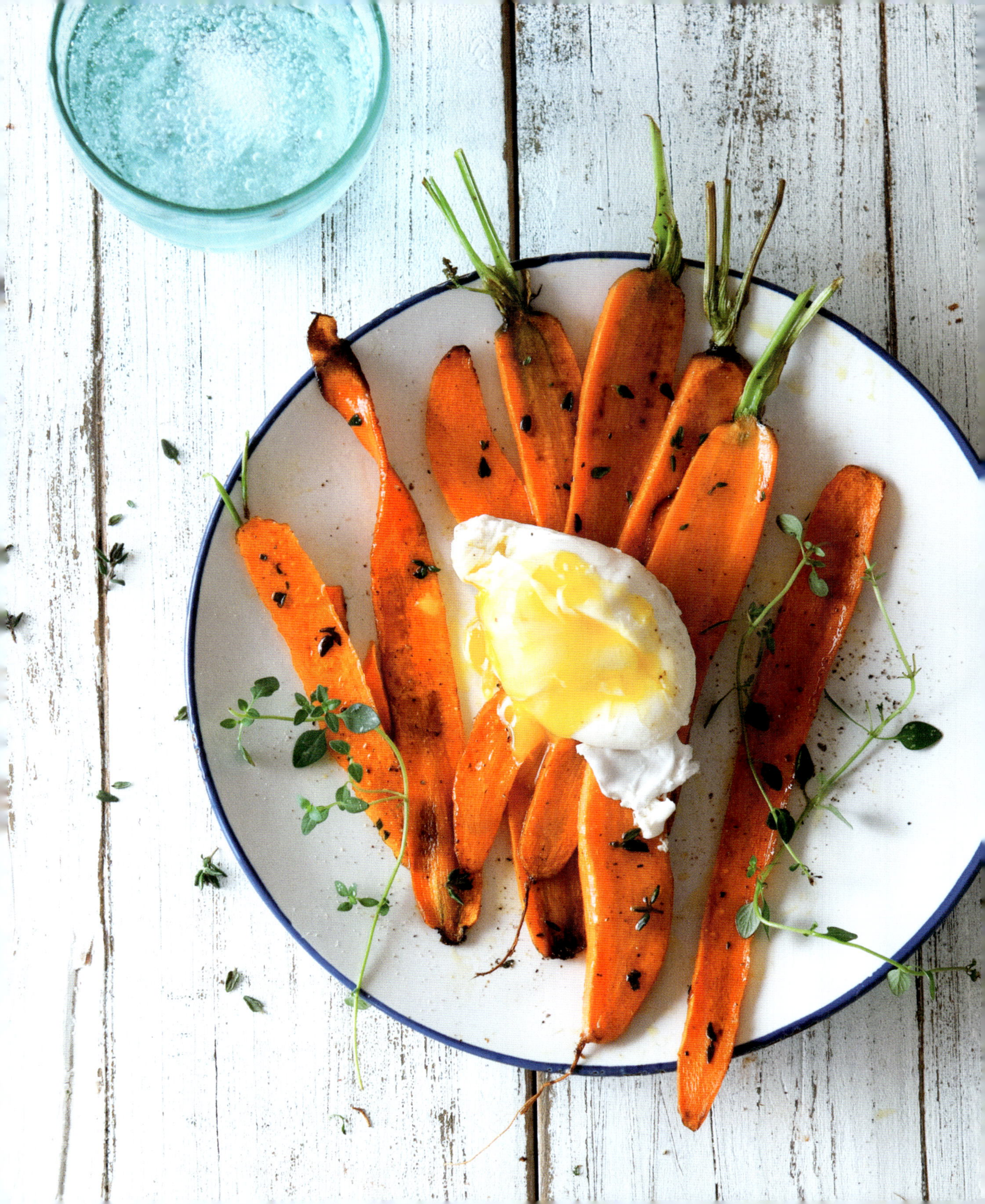

ERDBEER-MANGOLD-SMOOTHIE

ZUTATEN:

* 50 g Baby-Mangold (ca. 1 Handvoll)
* 80 g Erdbeeren (ca. 4)
* 135 ml Kokosmilch
* 15 g veganes Proteinpulver
* etwas Mineralwasser mit Kohlensäure
* 1 Zweig Minze (optional)

ZUBEREITUNG:

Den Mangold und die Erdbeeren waschen. Die Erdbeeren putzen und halbieren.

Mangold, Erdbeeren und Kokosmilch in einen Mixer geben und pürieren. Wenn die Konsistenz zu fest wird, etwas Mineralwasser angießen. Das Proteinpulver einrühren und bei Bedarf noch etwas Wasser dazugeben, sodass der Smoothie cremig und dennoch flüssig ist.

In einem hohen Glas anrichten und mit der Minze garnieren.

Zubereitungszeit: 5 Minuten

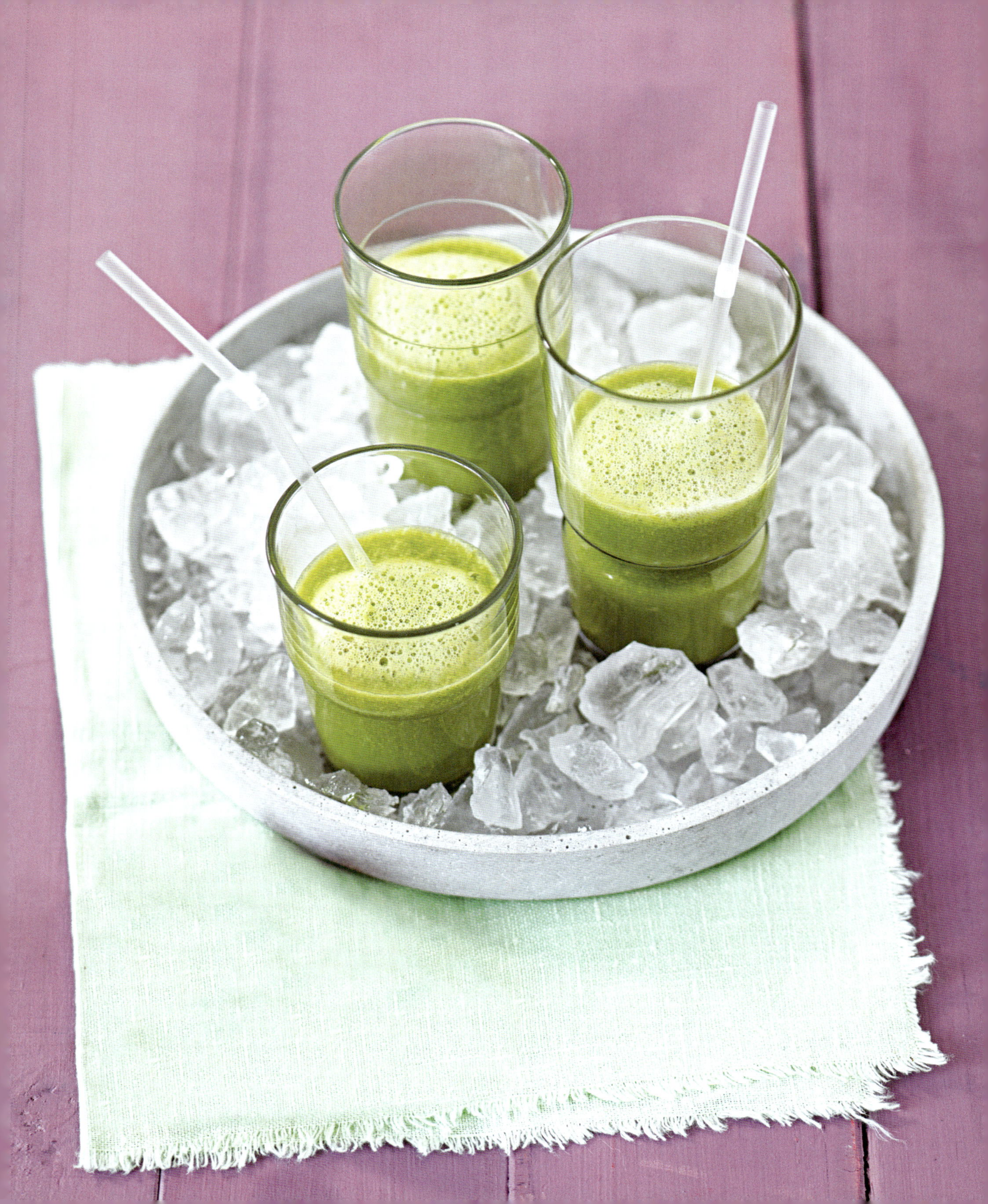

FOODPUNK-OATMEAL KOKOS

ZUTATEN:

* 10 g Kokosmehl
* 15 g Kokosraspel
* 10 g Leinsamen
* 100 ml Wasser
* 15 g veganes Proteinpulver
* 60 g Pfirsich (ca. ½)
* 4 EL Kokosmilch
* ¼ TL Zimt
* 1 TL Erythrit

ZUBEREITUNG:

Das Kokosmehl, die Kokosraspel und die Leinsamen in einen Mixer geben und kurz schroten.

Das entstandene Mehl in einen Topf geben, mit dem Wasser begießen und 2 Minuten quellen lassen. Wenn nötig, noch etwas mehr Wasser angießen, bis eine breiige Konsistenz erreicht ist. Das Oatmeal bei mittlerer Hitze sanft erhitzen. Wenn das Oatmeal warm ist, das Proteinpulver einrühren.

Den Pfirsich waschen, halbieren, entkernen, die Haut abziehen und das Fruchtfleisch in kleine Würfel schneiden. Die Pfirsichwürfel zusammen mit der Kokosmilch etwa 4 Minuten in einem Topf erhitzen.

Das Oatmeal mit Zimt und Erythrit würzen und mit dem Kokos-Pfirsich garnieren.

Zubereitungszeit: 10 Minuten

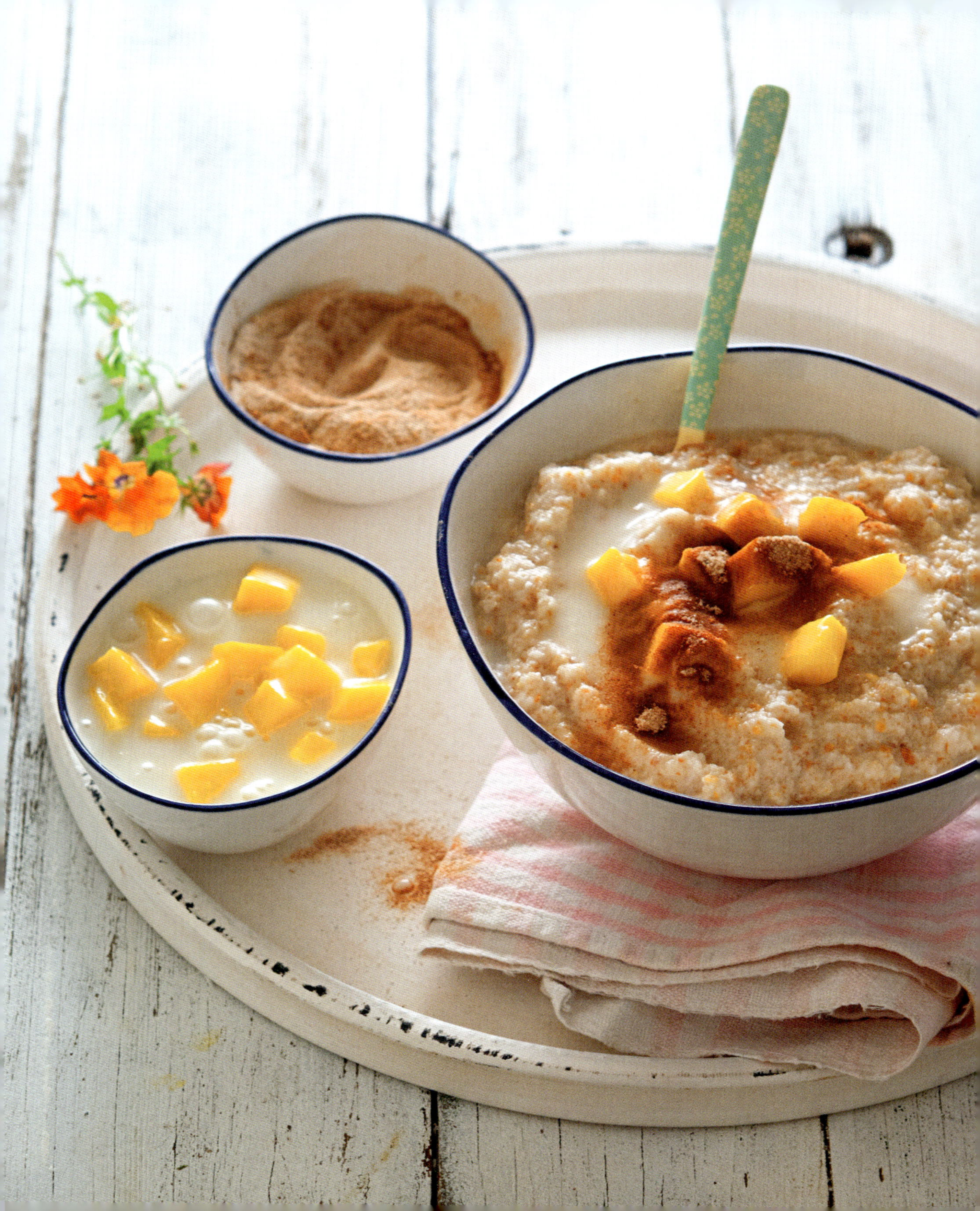

EASY BLAUBEER-MUFFINS

ZUTATEN:

* 85 g Heidelbeeren
* 2 Eier
* 5 g Kokosmehl
* 15 g Kokosraspel
* ½ TL glutenfreies Weinsteinback-pulver

Außerdem nötig:

* Muffinformen

ZUBEREITUNG:

Den Backofen auf 180 °C Umluft vorheizen.

Die Heidelbeeren waschen. Die Eier in eine Schüssel aufschlagen und verquirlen.

In einer zweiten Schüssel das Kokosmehl, die Kokosraspel und das Backpulver vermischen. Dann die trockenen Zutaten unter die Eier rühren. Zuletzt die Heidelbeeren unterheben.

Den Teig auf 4 Muffinförmchen verteilen (sie dürfen bis 1 cm unter den Rand gefüllt sein) und im Backofen 12 Minuten lang backen. Danach kurz abkühlen lassen.

Zubereitungszeit: 20 Minuten

TIPP: *Besonders gut lassen sich die Muffins aus Silikon-Förmchen lösen. Leider enthalten Backformen aus Silikon meist Weichmacher. Halte darum Ausschau nach Förmchen aus BPA-freiem Plastik oder aus Papier.*

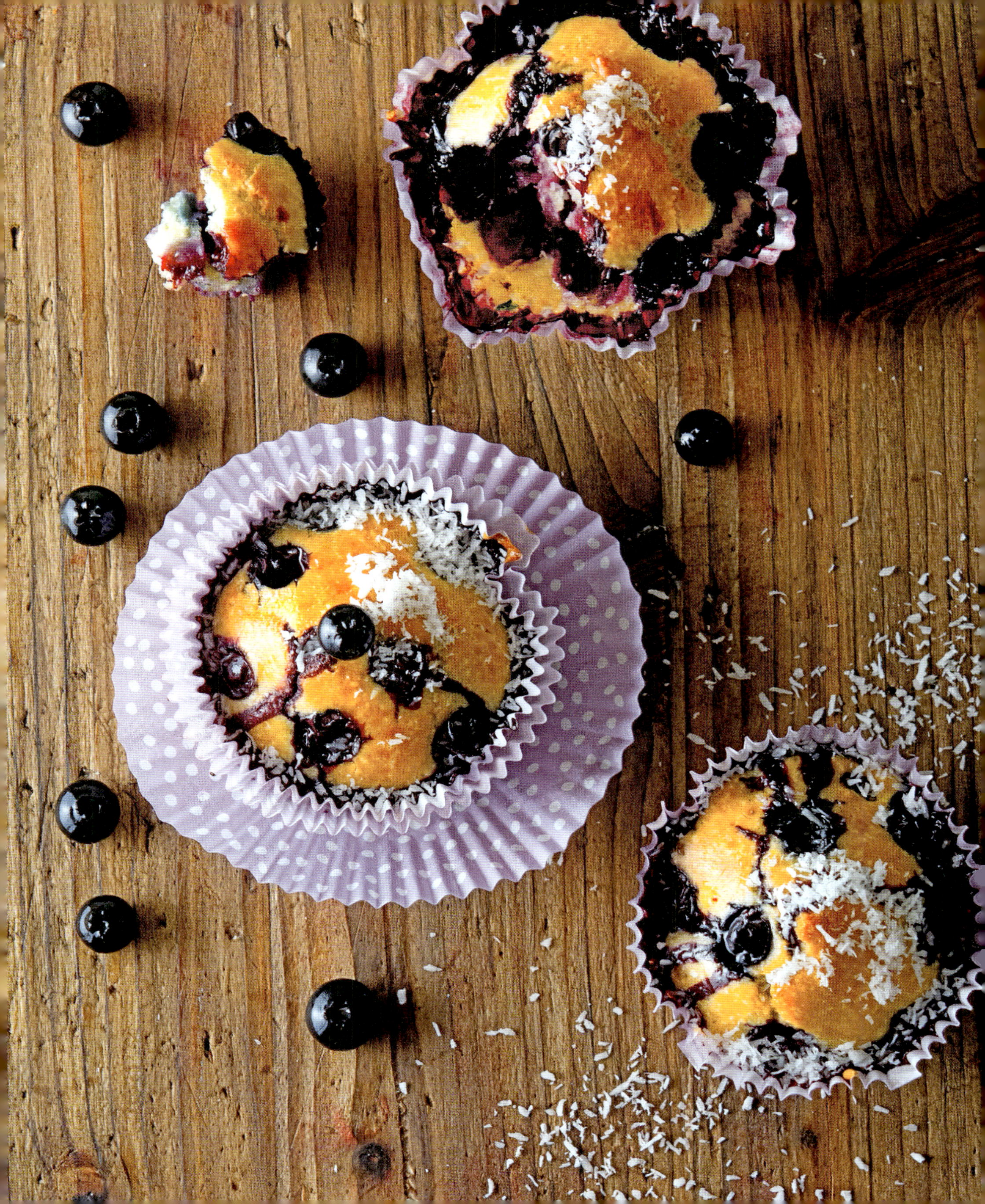

KOKOSJOGHURT MIT HIMBEEREN

ZUTATEN:

* 125 g Himbeeren
* 130 g ungesüßter Kokosjoghurt (mit weniger als 5 g KH/100 g)
* 15 g veganes Proteinpulver
* 1 EL Mineralwasser mit Kohlensäure
* 1 Prise gemahlene Bourbon-Vanille
* 1 TL Erythrit

ZUBEREITUNG:

Die Himbeeren waschen.

Den Kokosjoghurt mit dem Proteinpulver und dem Mineralwasser verrühren. Dann Vanille und Erythrit einrühren.

Den Joghurt mit den Himbeeren garnieren.

Zubereitungszeit: 5 Minuten

TIPP: *Mit Joghurtkulturen (erhältlich online oder im Bioladen) kannst du Kokosjoghurt selbst herstellen. Halte dich dazu einfach an die Anleitung, die bei den Joghurtkulturen angegeben ist. Normalerweise muss die (Kokos-)Milch kurz aufgekocht und dann auf etwa 30 Grad abgekühlt werden. Anschließend werden die Kulturen eingerührt und der Joghurt darf sich an einem warmen Ort über Nacht entwickeln. Damit er etwas fester wird, kannst du am Ende noch etwas Guarkernmehl hinzugeben.*

GRIECHISCHER JOGHURT MIT PAPAYA

ZUTATEN:

* 125 g griechischer Joghurt
* 15 g Molkenproteinpulver
* 10 g MCT-Öl
* Mineralwasser mit Kohlensäure (optional)
* 1 TL Erythrit
* 65 g Papaya (ca. ¼)

ZUBEREITUNG:

Den Joghurt mit dem Proteinpulver und dem MCT-Öl verrühren. Wenn die Konsistenz zu fest wird, die Creme mit etwas Mineralwasser geschmeidig rühren. Mit Erythrit abschmecken.

Die Papaya halbieren, die Kerne entfernen und das Fruchtfleisch mit einem Teelöffel in Nocken stechen.

Den Joghurt in einer Schüssel anrichten und mit den Papayanocken garnieren.

Zubereitungszeit: 5 Minuten

BURN THE FAT

MITTAGESSEN TO GO

Low Carb kann so lecker sein. Vor allem, wenn es mittags eine leichte Frittata, duftende heiße Suppen oder einen Salat mit knackigen Granatapfelkernen gibt.

GARNELEN MIT ZUCCHINI-HUMMUS

ZUTATEN:
* 45 g Cashewkerne
* 155 g Zucchini (ca. 1 kleine)
* 20 g Sesamsamen
* Meersalz
* 1 Prise granulierter Knoblauch
* 1 Prise Cumin
* 1 TL abgeriebene Zitronenschale
* 190 g Garnelen
* 10 g Kokosöl
* 50 g Spinat (ca. 1 Handvoll)
* 2 TL Olivenöl
* ½ EL Zitronensaft

ZUBEREITUNG:
Die Cashewkerne über Nacht in Wasser einweichen, dann abtropfen lassen.

Die Zucchini schälen und klein würfeln. Zusammen mit den Cashewkernen und der Hälfte der Sesamsamen pürieren. Ist die Konsistenz noch zu fest, etwas Wasser hinzugeben. Mit den Gewürzen und der Zitronenschale abschmecken.

Die Garnelen in Kokosöl rundherum anbraten.

Den Spinat waschen, trocken schütteln und mit den Garnelen anrichten, mit Olivenöl und Zitronensaft beträufeln und mit Meersalz abschmecken.

Den Zucchini-Hummus zusammen mit dem Spinatsalat genießen.

Zubereitungszeit: 20 Minuten (plus Einweichzeit: vorher über Nacht)

FRITTATA MIT TOMATE UND FETA

ZUTATEN:

* 125 g Karotte (ca. 1)
* 200 g Cocktailtomaten (ca. 10)
* 65 g Feta
* 15 g Ghee
* 3 Eier
* 2 TL Kokosmilch
* 1 Prise Meersalz
* 1 Prise frisch gemahlener Pfeffer
* ¼ TL getrockneter oder frischer Salbei

ZUBEREITUNG:

Den Backofen auf 180 °C Umluft vorheizen.

Die Karotte waschen, die Enden abschneiden und die Karotte fein raspeln. Die Cocktailtomaten waschen und vierteln. Den Feta würfeln.

Das Ghee in einer ofenfesten Pfanne erhitzen und die Karottenraspel darin 1 Minute andünsten.

Die Eier in eine Schüssel aufschlagen und mit der Kokosmilch verquirlen. Mit Salz, Pfeffer und Salbei würzen.

Die gedünsteten Karottenraspel in der Pfanne flach drücken und die Eimasse darübergießen. Die Cocktailtomaten und die Fetawürfel darauf verteilen.

Die Pfanne für 10–15 Minuten in den Ofen stellen, bis das Ei gestockt und der Feta leicht angebräunt ist.

Die Frittata vierteln, mit einem Pfannenwender aus der Pfanne lösen und auf einem Teller anrichten. Nach Belieben noch mit einigen Salbeiblättern garnieren und mit Salz und Pfeffer abschmecken.

Zubereitungszeit: 30 Minuten

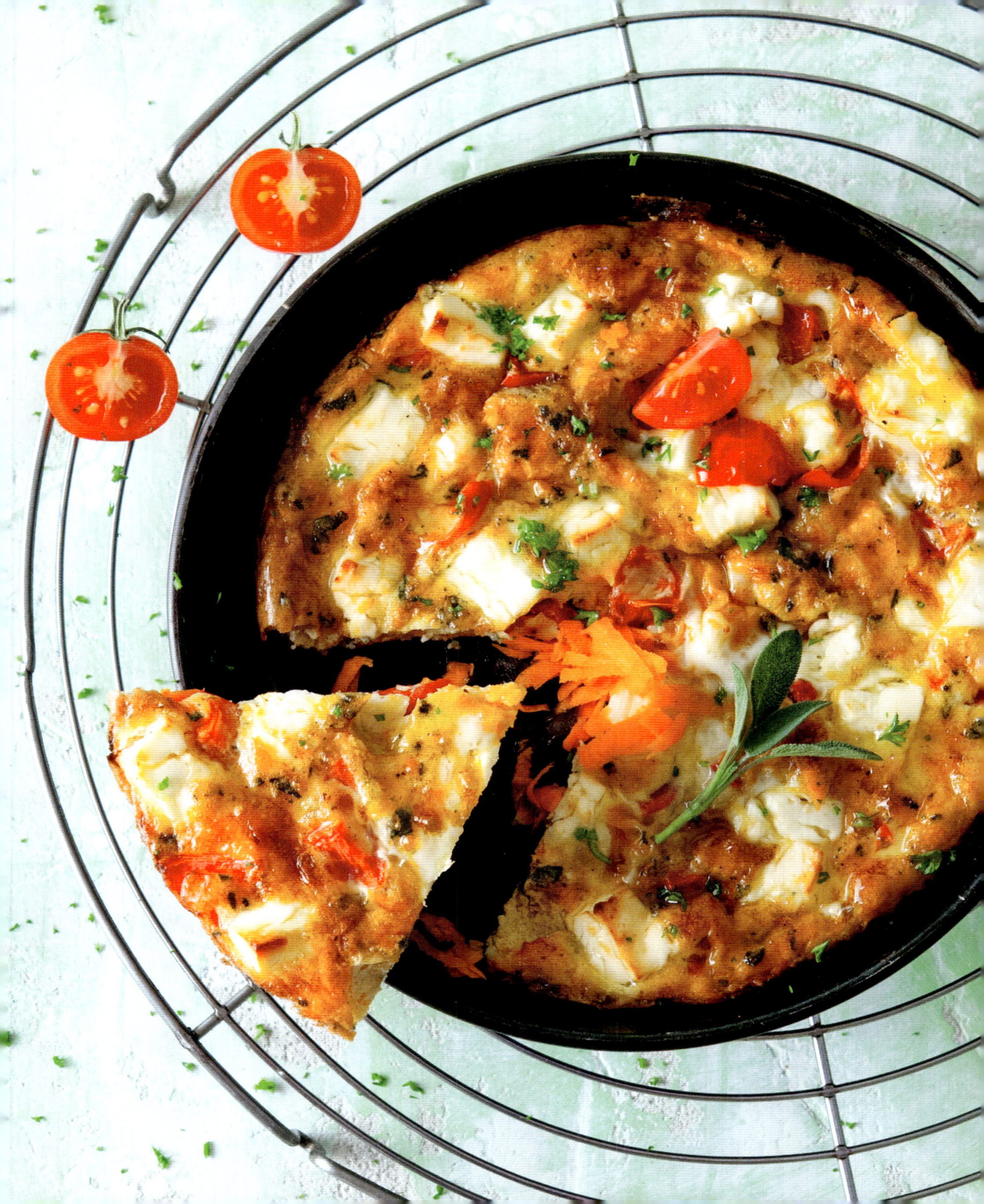

FENCHELSUPPE MIT BACON

ZUTATEN:

* 200 g Fenchel (ca. 1 Knolle)
* 100 g Lauch (ca. ¼ Stange)
* 50 g weiße Süßkartoffel
* 200 ml Gemüsefond
* 1 Prise Meersalz
* 1 Prise frisch gemahlener Pfeffer
* 115 g Bacon
* 15 g Bresaola-Schinken (1–2 Scheiben)

ZUBEREITUNG:

Den Fenchel waschen und die holzigen Enden abschneiden. Grob würfeln.

Den Lauch waschen, die Erde gut entfernen und die Enden abschneiden. In feine Röllchen schneiden.

Die Süßkartoffel schälen und fein würfeln.

Das Gemüse in einen Topf geben und bei geringer Hitze langsam „im eigenen Saft“ anschwitzen.

Den Gemüsefond angießen und alles 15–20 Minuten köcheln lassen, bis das Gemüse weich ist. Mit dem Mixer oder Pürierstab zu einer sämigen Suppe verarbeiten. Bei Bedarf noch etwas heißes Wasser hinzu geben. Dann die Suppe mit Meersalz und frisch gemahlenem Pfeffer abschmecken.

Während die Suppe kocht, den Bacon würfeln, in einer Pfanne auslassen und im eigenen Fett knusprig anbraten. Die Suppe mit knusprigen Bacon-Würfeln und Bresaola-Scheiben anrichten.

Zubereitungszeit: 35 Minuten

TIPP: *Süßkartoffeln gibt es in drei Farben: orange, weiß und lila. Hinsichtlich der Nährwerte unterscheiden sie sich nicht. In dieser Suppe sorgt die weiße Süßkartoffel – die interessanterweise eine lila Schale hat! – für eine schönere Farbe.*

ZUCCHINI-BÄRLAUCH-SAHNE-SUPPE

ZUTATEN:

* 20 g Bärlauch (1 kleine Handvoll)
* 30 g Schalotte (1 kleine)
* 40 g weiße Süßkartoffel (1 kleines Stück)
* 215 g Zucchini (ca. 1 mittelgroße)
* 10 g Weidebutter
* 30 g Molkenproteinpulver
* 120 g Sahne
* 1 Prise Ursalz
* 1 Prise frisch gemahlener weißer Pfeffer

ZUBEREITUNG:

Den Bärlauch waschen, trocknen, einen kleinen Teil zum Garnieren beiseitelegen. Die Schalotte schälen. Beides fein hacken.

Die Süßkartoffel schälen und in Würfel schneiden. Die Zucchini waschen, die Enden abschneiden, die Zucchini ebenfalls würfeln.

Die Butter in einem Topf erhitzen und die Schalotte darin glasig dünsten. Den Bärlauch hinzufügen und kurz mitschwenken.

Die Gemüsewürfel dazugeben und mit Wasser bedecken. 15 Minuten köcheln lassen, dann mit dem Passierstab pürieren.

Zum Schluss das Proteinpulver und die Sahne einrühren. Die Suppe mit Salz und Pfeffer abschmecken und mit dem restlichen Bärlauch dekorieren.

Zubereitungszeit: 30 Minuten

SUPERFOOD-SALAT

ZUTATEN:

* 80 g Feldsalat (ca. 2 Handvoll)
* 80 g Avocado (ca. ½)
* 80 g Heidelbeeren
* 30 g Granatapfel-kerne
* 2 EL Olivenöl
* 2 EL Limettensaft
* 1 Prise Himalaya-Salz
* 1 Prise frisch gemahlener rosa Pfeffer
* 30 g veganes Proteinpulver
* 1 TL Erythrit

ZUBEREITUNG:

Den Feldsalat waschen und trocken schütteln. Die Avocado halbieren, das Fruchtfleisch vom Kern lösen und in Würfel schneiden. Die Heidelbeeren waschen. Den Granatapfel aufschneiden und die Kerne auslösen.

Den Feldsalat in einer Schüssel anrichten und mit den Avocadowürfeln, Heidelbeeren und Granatapfelkernen garnieren. Mit Olivenöl, Limettensaft, Salz und Pfeffer abschmecken.

Für die nötige Portion Protein das vegane Proteinpulver in Wasser lösen und zum Essen trinken. Nach Belieben noch mit etwas Erythrit süßen.

Zubereitungszeit: 10 Minuten

TIPP: *Granatapfelkerne lassen sich leicht einfrieren. Einfach die ausgelösten Kerne in einem Gefrierbeutel ins Tiefkühlfach geben und für den nächsten Salat aufbewahren.*

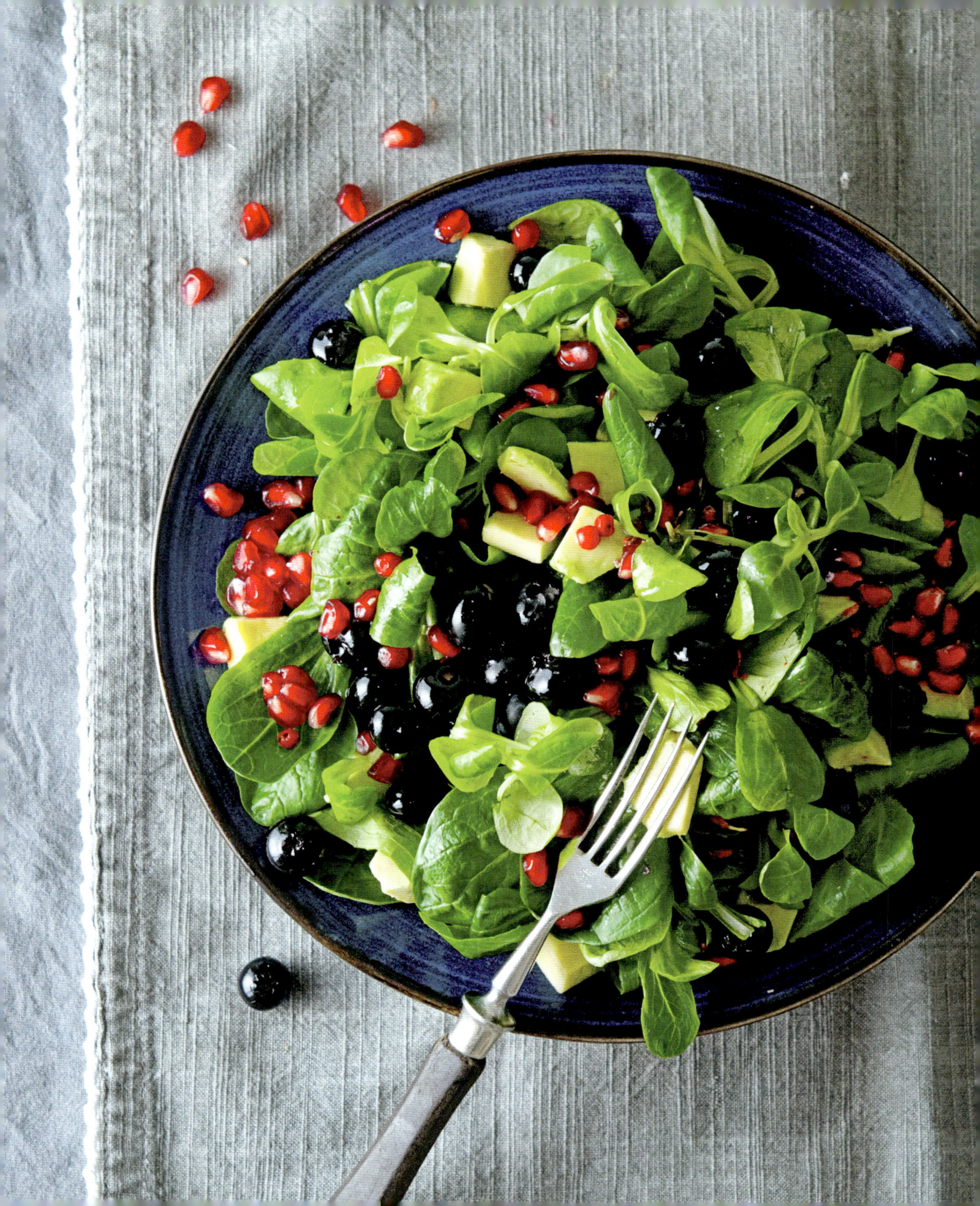

BLUMENKOHLSALAT MIT HUHN

ZUTATEN:

* 200 g Blumenkohl (ca. ½)
* 1 TL getrockneter Estragon
* 1 EL abgeriebene Schale von 1 Zitrone
* 2 EL Olivenöl
* 105 g Hähnchenbrust
* Meersalz
* frisch gemahlener Pfeffer
* 200 g Chicorée (ca. 2)
* 30 g Haselnüsse
* 110 g Grapefruit (ca. 1)

ZUBEREITUNG:

Den Backofen auf 200 °C Umluft vorheizen.

Den Blumenkohl waschen und in Röschen teilen.

Die Blumenkohlröschen mit Estragon, Zitronenschale und der Hälfte des Olivenöls vermengen. In eine Auflaufform geben und 1 cm hoch Wasser einfüllen. Für 15 Minuten im Ofen backen.

Die Hähnchenbrust salzen, pfeffern und nach Ablauf der 15 Minuten mit in die Auflaufform geben. Weitere 15 Minuten backen. Wenn das Gemüse zu dunkel wird, die Temperatur auf 180 °C reduzieren.

Den Chicorée quer in Streifen schneiden. Die Haselnüsse hacken. Die Grapefruit schälen und Filets herausschneiden.

Die Auflaufform aus dem Ofen nehmen und die Hähnchenbrust würfeln. Alle Zutaten, auch das restliche Olivenöl, zu einem großen Salat mischen. Mit Salz und Pfeffer abschmecken.

Zubereitungszeit: 45 Minuten

PAPAYA-MOZZARELLA-SALAT

ZUTATEN:
* 255 g Papaya (ca. 1)
* 170 g Mozzarella
* 1½ EL Olivenöl
* 2 TL Apfelessig
* 1 Prise Fleur de Sel
* 1 Prise frisch gemahlener rosa Pfeffer
* einige Pfefferkörner

ZUBEREITUNG:

Die Papaya schälen, halbieren und die Kerne entfernen. Das Fruchtfleisch in Scheiben schneiden.

Auch den Mozzarella in Scheiben schneiden.

Auf einem Teller abwechselnd Papaya- und Mozzarellascheiben anrichten. Das Gericht mit Olivenöl, Apfelessig, Fleur de Sel und rosa Pfeffer abschmecken.

Mit den Pfefferkörnern dekorieren.

Zubereitungszeit: 10 Minuten

BURN THE FAT

DAS ABENDESSEN

Die Menükarte bietet auch in der zweiten Phase unserer Challenge verführerische Low-Carb-Ideen: Panierten Kürbis, Blumenkohl-Reis und Karotten-Pommes. Hier finden (nicht nur) Gemüsefans neue Inspiration.

PANIERTER PATISSON-KÜRBIS UND ZIMTPFLAUMEN

ZUTATEN:

Für das Hauptgericht:

* 300 g Patisson-Kürbis (ca. 1)
* 1 Ei
* 1 Prise Himalaya-Salz
* 60 g Parmesan
* 30 g Kokosöl

Für den Nachtisch:

* 70 g Pflaumen (ca. 2)
* ½ TL Zimt

ZUBEREITUNG:

Den Kürbis schälen, halbieren und die Kerne entfernen. Das Fruchtfleisch in etwa 0,5 cm dicke Scheiben schneiden.

Das Ei in eine Schüssel aufschlagen und mit einer Gabel verquirlen. Mit etwas Salz würzen.

Den Parmesan reiben und auf einem flachen Teller verteilen. Die Hälfte des Kokosöls in einer Pfanne erhitzen.

Nun jede Kürbisscheibe erst im Ei wenden und dann mit Parmesan panieren. In das Kokosöl legen und darin knusprig braun braten. Den panierten Kürbis auf einem Teller anrichten.

Für den Nachtisch die Pflaumen waschen, entkernen und vierteln. Das restliche Kokosöl in einer zweiten Pfanne erhitzen. Die Pflaumen darin andünsten und mit Zimt bestäuben.

Zusammen mit dem Kokosöl aus der Pfanne in ein Schälchen geben und servieren.

Zubereitungszeit: 30 Minuten

SUSHI-BOWL

ZUTATEN:

* 200 g Blumenkohl (ca. ½)
* 100 g Salatgurke (ca. ¼)
* 100 g gelbe Paprikaschote (ca. 1 kleine)
* 20 g Kokosöl
* 1 Prise Meersalz
* 100 g Lachs in Sushi-Qualität
* 60 g Avocado (ca. ½ kleine)
* 1–2 EL Coconut Aminos
* 10 g Sesam
* 1 Nori-Blatt

ZUBEREITUNG:

Den Blumenkohl waschen und in Röschen teilen. Eine Handvoll Röschen in einen Mixer geben und zu reiskorngroßen Stücken verarbeiten. Alle Röschen auf diese Weise Stück für Stück zu Blumenkohl-Reis verarbeiten.

Die Salatgurke und die Paprikaschote waschen. Die Paprika halbieren, entkernen und in sehr feine Streifen schneiden. Die Salatgurke erst in Scheiben und dann ebenso in feinste Streifen schneiden.

Das Kokosöl in einer Pfanne erhitzen und den Blumenkohl-Reis darin 5 Minuten bei mittlerer Hitze andünsten. Dabei regelmäßig mit einem Holzkochlöffel rühren, damit der Reis nicht anbräunt. Nach 5 Minuten 3 EL Wasser hinzugeben und den Reis weitere 5 Minuten weich garen. Mit Meersalz abschmecken.

Den Lachs in Würfel von 0,5 cm Kantenlänge schneiden. Die Avocado halbieren, entkernen und aus der Schale lösen. Das Fruchtfleisch in feine Scheiben schneiden.

Den Blumenkohlreis in eine Schüssel geben. Das in Streifen geschnittene Gemüse darauf anrichten. Darauf die Lachswürfel verteilen und den Lachs mit Coconut Aminos beträufeln.

Die Bowl mit dem Sesam und den Avocadoscheiben dekorieren. Das Nori-Blatt zerbröseln und darüberstreuen.

Zubereitungszeit: 40 Minuten

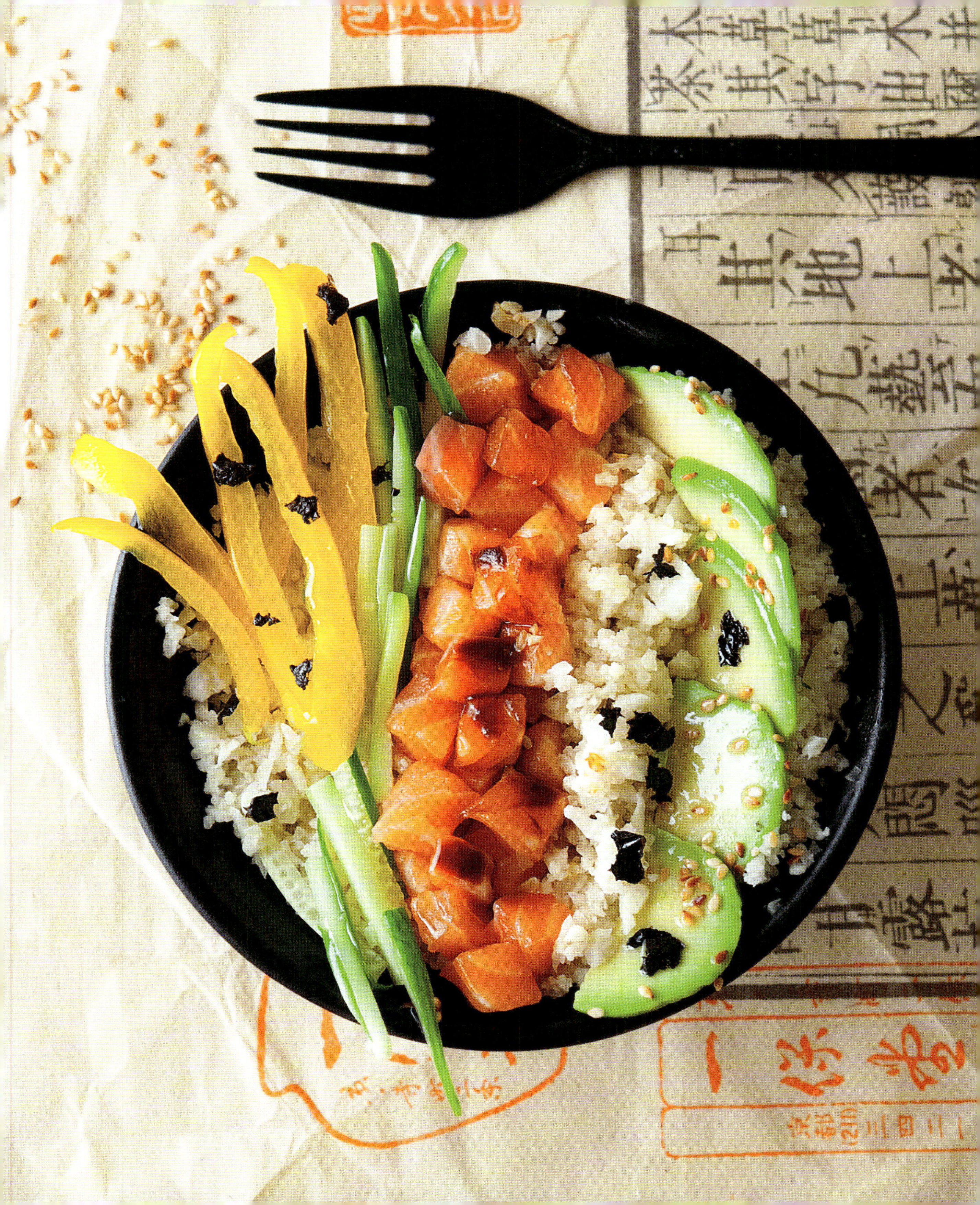

BURRITO-BOWL MIT PULLED PORK

ZUTATEN:

* 100 g Schweine-nackensteak
* 1 Prise Cumin
* 1 Prise Chili-Flocken
* 1 Prise frisch gemahlener Pfeffer
* Meersalz
* 350 g Blumenkohl (ca. 1)
* 50 g Zwiebel
* 120 g Paprika (ca. 1)
* 20 g Kokosöl
* 60 g Avocado (ca. ½ kleine)
* 2 TL Limettensaft
* 50 g Baby-Spinat (ca. 1 Handvoll)
* 1 Zweig Koriander

Außerdem nötig:

* Slow Cooker

ZUBEREITUNG:

Das Schweinenackensteak in einen Slow Cooker legen und mit Wasser bedecken. Von den Gewürzen jeweils eine Prise hinzugeben und das Fleisch 3 Stunden auf der höchsten Stufe garen.

30 Minuten bevor das Fleisch fertig ist, den Blumenkohl waschen und in Röschen teilen. Die Röschen nach und nach portionsweise in den Mixer geben und zu „Reis" zerhäckseln.

Die Zwiebel schälen und fein hacken. Die Paprika waschen, halbieren, entkernen und in sehr kleine Würfel schneiden.

Das Kokosöl in einer Pfanne erhitzen und die Zwiebel darin glasig dünsten. Die Paprikawürfel hinzugeben und 2 Minuten unter Rühren anschwitzen. Zuletzt den Blumenkohlreis dazu geben und kurz andünsten. 3 EL Wasser hinzugeben und den Reis 10 Minuten dämpfen. Nach Bedarf mehr Wasser hinzugeben, aber immer nur so viel, dass es bis zum Garende komplett verdampfen kann.

Die Avocado halbieren, den Kern entfernen, das Fruchtfleisch zerkleinern. Mit dem Limettensaft und einer Prise Meersalz mit einer Gabel zu einer Guacamole zerdrücken. Den Spinat waschen und abtropfen lassen.

Wenn das Schweinenackensteak fertig gegart ist, mit zwei Gabeln in Stücke rupfen und mit der entstandenen Sauce vermengen.

Den Spinat in eine Schüssel legen, den Blumenkohlreis darauf platzieren. Das Pulled Pork auf dem Reis anrichten und mit der Guacamole garnieren. Den Koriander waschen, trocken schütteln, hacken und alles damit dekorieren.

Zubereitungszeit: 30 Minuten (plus: insgesamt 3 Stunden Kochzeit im Slow Cooker)

TIPP: *Falls du keinen Slow Cooker hast, brate das Steak in der Hälfte des Kokosöls an und schneide es in feine Streifen.*

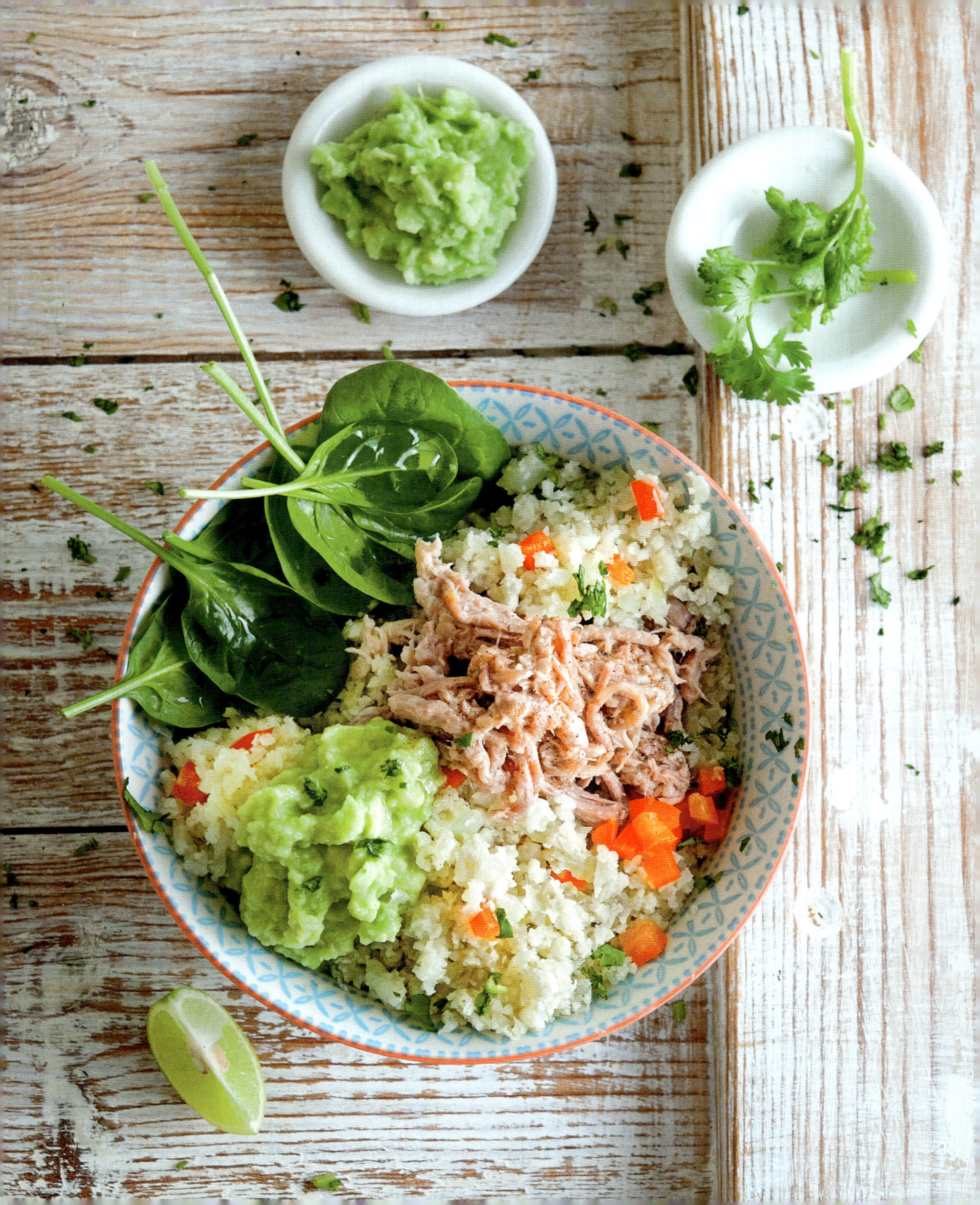

ITALIENISCHE AUBERGINENRÖLLCHEN MIT RICOTTA

ZUTATEN:

* 300 g Aubergine (ca. 1 große)
* frisch gemahlener schwarzer Pfeffer
* Meersalz
* 25 g Ghee
* 100 g Ricotta
* 1 TL getrockneter Oregano
* 1 TL getrockneter Thymian
* 250 g passierte Tomaten
* 40 g Parmesan

ZUBEREITUNG:

Den Backofen auf 180 °C Umluft vorheizen.

Die Aubergine waschen und die Enden abschneiden. Mit einem scharfen Messer der Länge nach in sehr dünne Scheiben schneiden. Jede Scheibe mit Pfeffer und Salz würzen.

Das Ghee in einer Pfanne erhitzen und die Auberginenscheiben darin auf beiden Seiten etwa 2 Minuten bei mittlerer Hitze anbraten. Die Hitze verringern und weitergaren, bis die Scheiben weich sind.

Den Ricotta mit je einer Prise Salz und Pfeffer sowie ½ TL Oregano sowie ½ TL Thymian würzen. Die Auberginenscheiben mit Ricotta bestreichen und einrollen. Mit Zahnstochern fixieren.

Die passierten Tomaten in eine Auflaufform geben und mit je ½ TL der Kräuter sowie je einer Prise Salz und Pfeffer würzen. Die Auberginenröllchen in die Tomatensauce legen.

Den Parmesan reiben und über die Auberginenröllchen streuen.

Das Gericht im Ofen 20–25 Minuten backen, bis der Parmesan geschmolzen und schön goldbraun ist.

Zubereitungszeit: 40 Minuten

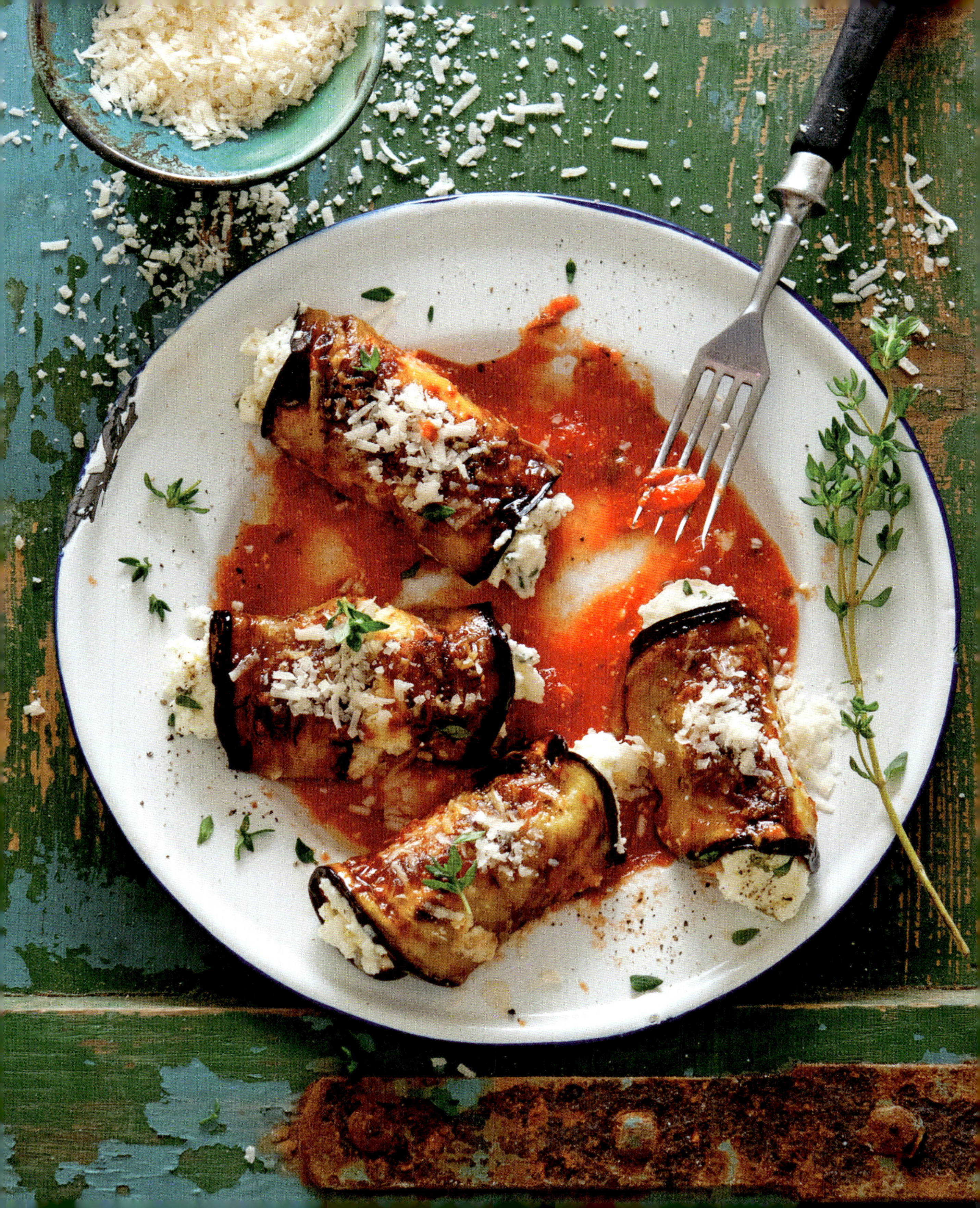

SAFTIGER BURGER MIT KAROTTEN-FRIES

ZUTATEN:

* 140 g Rinderhackfleisch
* 1 Prise frisch gemahlener schwarzer Pfeffer
* 1 Prise Ursalz
* 60 g Avocado (ca. ½ kleine)
* 1 Prise Chili-Flocken
* 250 g Karotten (ca. 2)
* 20 g Kokosöl
* 40 g Eisbergsalat (ca. 4 Blätter)
* 1 Prise Fleur de Sel

ZUBEREITUNG:

Das Hackfleisch mit Pfeffer und Salz würzen. Mit nassen Händen zu einem Burger-Patty formen und fest zusammendrücken.

Das Fruchtfleisch der Avocado zusammen mit etwas Salz und den Chili-Flocken mit einer Gabel zerdrücken und zu einer Guacamole verrühren.

Die Karotten waschen und die Enden abschneiden. In der Mitte quer halbieren und beide Teile der Länge nach vierteln, sodass etwas dickere Streifen entstehen. Die Hälfte des Kokosöls in einer Pfanne erhitzen und die Karottenfries darin schwenken. 5 Minuten anbraten und dabei immer wieder wenden.

Das restliche Kokosöl in einer weiteren Pfanne erhitzen und das Burger-Patty darin auf beiden Seiten je 2 Minuten anbraten. Je nach Dicke gegebenenfalls noch etwas weitergaren.

Den Eisbergsalat waschen und trocken schleudern.

Die Karotten-Fries auf einem Teller anrichten und ordentlich mit Fleur de Sel bestreuen. Das Burger-Patty mit Guacamole bestreichen, zwischen Eisbergblätter klemmen und genießen.

Zubereitungszeit: 25 Minuten

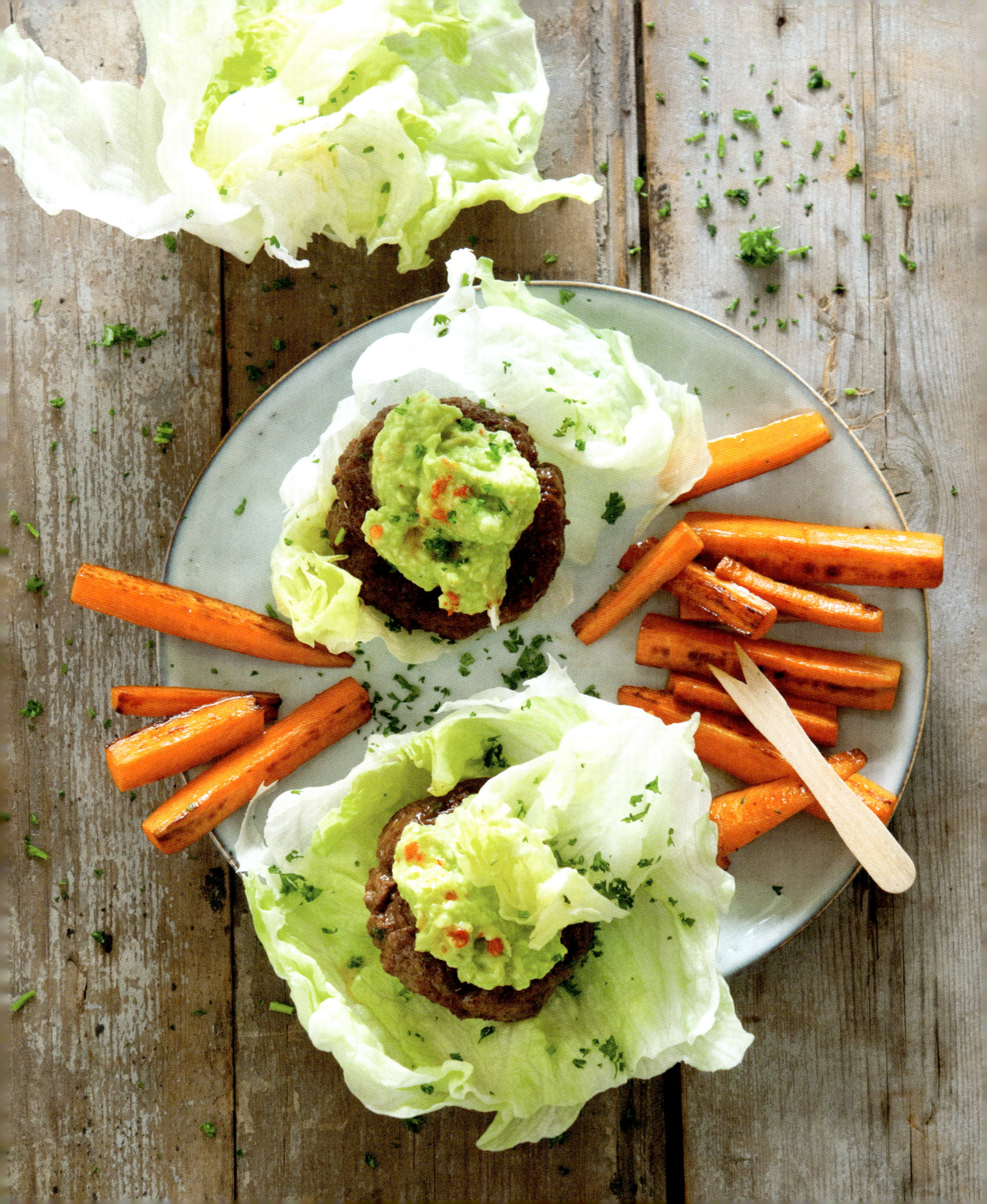

ZUCCHINI-TOMATEN-AUFLAUF MIT MOZZARELLA

ZUTATEN:

Für das Hauptgericht:

* 250 g Zucchini (ca. 1)
* 100 g passierte Tomaten
* ½ TL getrockneter Oregano
* ½ TL getrockneter Thymian
* Meersalz
* frisch gemahlener schwarzer Pfeffer
* 2 EL Olivenöl
* 140 g Mozzarella

Für den Nachtisch:

* 80 g Apfel (ca. ½)

ZUBEREITUNG:

Den Backofen auf 180 °C Umluft vorheizen.

Die Zucchini waschen, putzen und in Scheiben schneiden. Die passierten Tomaten mit den Kräutern würzen und mit Salz und Pfeffer abschmecken.

Eine kleine Auflaufform mit wenig Olivenöl einpinseln. Den Boden mit Zucchinischeiben belegen. Darauf etwas von den passierten Tomaten streichen. Nun abwechselnd eine Schicht Zucchinischeiben und eine Schicht passierte Tomaten hineingeben.

Den Mozzarella in feine Scheiben schneiden und auf dem Auflauf verteilen.

Das Gericht für 25–30 Minuten im Ofen backen, bis der Mozzarella knusprig goldbraun und das Gemüse weich ist. Dann mit dem restlichen Olivenöl beträufeln und mit etwas Salz und Pfeffer abschmecken.

Für den Nachtisch den Apfel waschen und nach Belieben schneiden oder knackig frisch am Stück genießen.

Zubereitungszeit: 45 Minuten

WARMER ZUCCHINISALAT

ZUTATEN:

* 300 g Zucchini (ca. 1 große oder 2 kleine)
* 1 TL Salz
* 1 Knoblauchzehe
* 40 g Zwiebel (ca. ¼)
* 25 g Kokosöl
* 2 EL Limettensaft
* 2 TL Olivenöl
* 30 g Hanfsamen
* 20 g veganes Proteinpulver
* 2 EL Mineralwasser (optional)
* Meersalz
* frisch gemahlener schwarzer Pfeffer
* einige Stiele Schnittlauch zum Garnieren

Außerdem nötig:

* Spiralschneider

ZUBEREITUNG:

Die Zucchini waschen und die Enden abschneiden. Mit einem Spiralschneider zu Zucchini-Spaghetti verarbeiten, in eine Schüssel geben, gut salzen und 10 Minuten ziehen lassen. Anschließend unter fließendem Wasser abspülen.

Die Knoblauchzehe schälen und pressen. Die Zwiebel schälen und fein würfeln.

Das Kokosöl in einer Pfanne erhitzen. Die Zwiebel und den Knoblauch darin glasig dünsten. Die Zucchini-Spaghetti dazugeben und 2–3 Minuten schwenken. Sie sollen noch bissfest sein.

Den Limettensaft mit dem Olivenöl, den Hanfsamen und dem Proteinpulver in einen Mixer geben. Fein pürieren und nach Bedarf noch etwas Mineralwasser hinzugeben, sodass eine sämige Sauce entsteht.

Die Sauce zu den Zucchini-Nudeln in die Pfanne geben und gut mischen. Mit Salz und Pfeffer abschmecken und in einer Schüssel anrichten. Am besten 30 Minuten (oder länger) im Kühlschrank ziehen lassen.

Den Schnittlauch waschen, trocken schütteln, in Röllchen schneiden und den Salat damit garnieren.

Zubereitungszeit: 25 Minuten (plus 30 Minuten Ziehzeit)

REZEPTE

PHASE 3

EAT CLEAN

EAT CLEAN

DAS FRÜHSTÜCK

In Phase 3 der Challenge darfst du dir ein paar mehr gesunde Kohlenhydrate gönnen als in den beiden anderen Phasen. Es warten Frühstücksschlemmereien wie Pancakes, Waffeln und Pudding auf dich – und Exotisches wie das jamaikanisch inspirierte Frühstück mit Kochbananen.

EIER IM GLAS MIT CINNAMON CARROTS

ZUTATEN:

* 90 g Apfel (ca. ½)
* 80 g Karotte (ca. 1 kleine)
* 15 g Walnüsse (ca. ½ Handvoll)
* ½ TL Zimt
* 2 Eier
* 1 Prise Meersalz
* 1 Prise frisch gemahlener schwarzer Pfeffer

ZUBEREITUNG:

Den Apfel waschen, halbieren, das Kernhaus entfernen und den halben Apfel raspeln. Die Karotte waschen, die Enden abschneiden und dann die Karotte raspeln. Die Walnüsse grob hacken.

Die Apfel- und Karottenraspel mit den Walnüssen mischen und mit dem Zimt würzen.

Die Eier wachsweich kochen, danach pellen und in einem Glas anrichten. Den Salat in einem zweiten Glas anrichten. Die Eier mit Salz und Pfeffer würzen.

Zubereitungszeit: 10 Minuten

BLUEBERRY-BANANA-ICECREAM

ZUTATEN:

* 50 g Banane (ca. ½ kleinere)
* 100 g TK-Blaubeeren
* 1 EL MCT-Öl
* einige Eiswürfel (optional)
* 25 g veganes Proteinpulver
* ¼ TL Bourbon-Vanille

ZUBEREITUNG:

Die Banane bereits am Vortag schälen, in Scheiben schneiden und die Scheiben einfrieren.

Die gefrorenen Blaubeeren mit den gefrorenen Bananen-Scheiben und dem MCT-Öl in einen Mixer geben und pürieren.

Ist die Masse zu fest, noch ein paar Eiswürfel hinzugeben, mixen und kurz warten, bis sie antauen.

Zum Schluss noch das Proteinpulver hineinmischen und die Icecream mit Vanille abschmecken.

Zubereitungszeit: 5 Minuten (plus: einige Minuten für die Vorbereitung am Vortag)

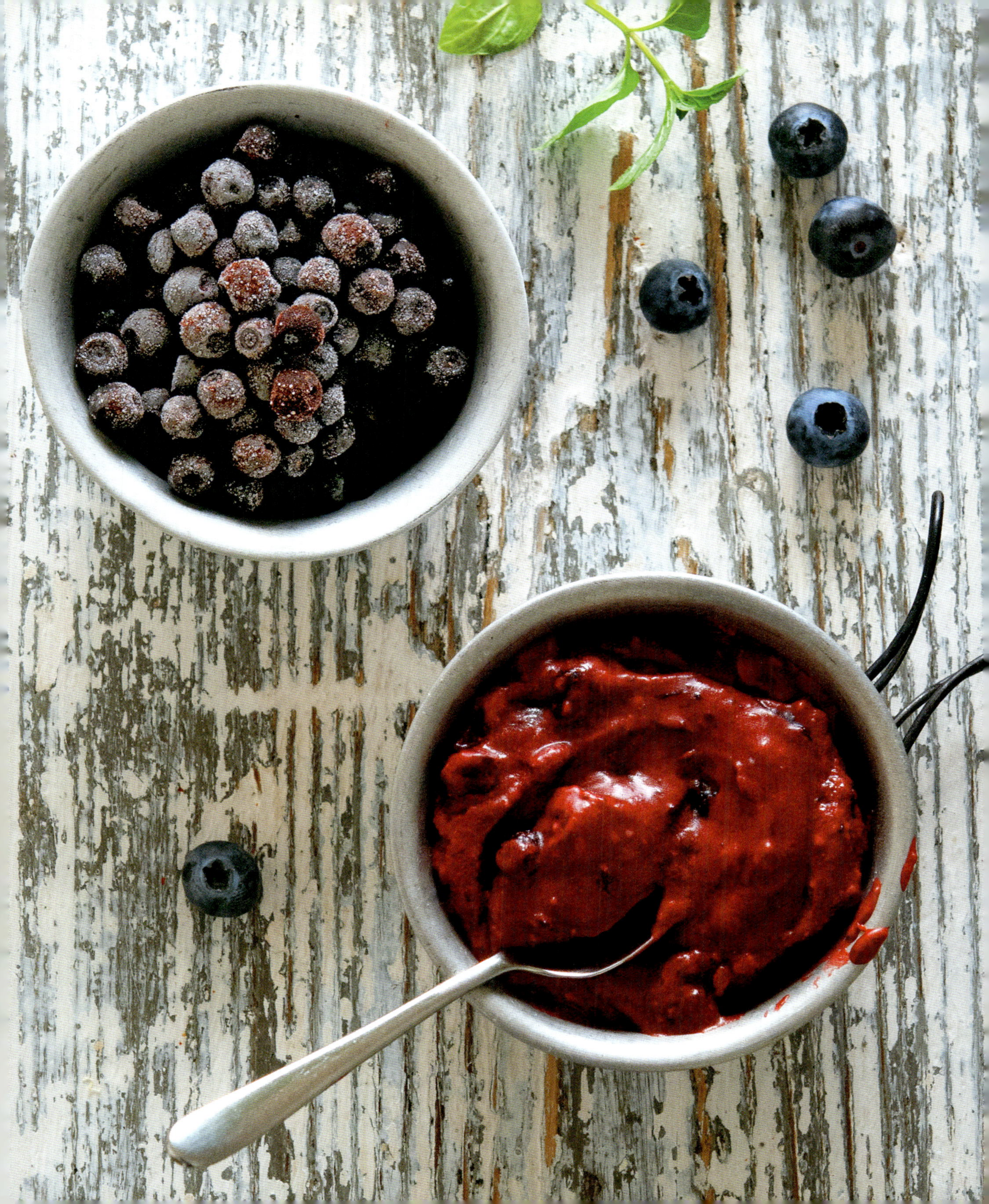

GRÜNER SMOOTHIE MIT ANANAS UND BANANE

ZUTATEN:

* 30 g Grünkohl (ca. 1 Handvoll)
* 50 g Ananas (2–3 Scheiben)
* 45 g Banane (ca. ½ kleinere)
* 100 ml Kokosmilch
* 15 g Molkenproteinpulver
* 1–2 EL Mineralwasser mit Kohlensäure (optional)

ZUBEREITUNG:

Den Grünkohl waschen und fein hacken. Die Ananas putzen, in Scheiben schneiden, diese schälen und würfeln. Die Banane schälen und in Scheiben schneiden.

Das Obst und Gemüse zusammen mit der Kokosmilch in einen Mixer geben und pürieren. Dann das Proteinpulver dazugeben und alles nochmals kurz mixen.

Nach Bedarf noch etwas Mineralwasser hinzugeben, bis der Smoothie gut trinkbar ist.

Zubereitungszeit: 10 Minuten

CHIA-MANGO-PUDDING

ZUTATEN:

* 25 g Chiasamen
* 50 ml Kokosmilch
* 150 ml Wasser
* 15 g veganes Proteinpulver
* 125 g Mango (ca. ½)

ZUBEREITUNG:

Die Chiasamen in eine Schüssel geben und mit Kokosmilch und Wasser begießen. Mindestens 30 Minuten (noch besser: über Nacht) quellen lassen.

Nach dem Quellen das Proteinpulver unter die Chiasamen rühren. Wenn die Konsistenz es erfordert, noch etwas Wasser hinzugeben.

Die Mango waschen, schälen und den Kern entfernen. Das Fruchtfleisch würfeln und pürieren.

Die Mangosauce über den Pudding geben.

Zubereitungszeit: 10 Minuten (plus: mindestens 30 Minuten Ziehzeit)

TIPP: *Die restliche Mango in Würfel schneiden und in Gefrierbeutel verpackt einfrieren. So lässt sie sich bei Bedarf leicht portionieren und für Frühstück oder Dessert einsetzen.*

BANANA PANCAKES

ZUTATEN:
* 90 g Banane (ca. 1 kleine)
* 2 Eier
* 1 Prise Himalaya-Salz
* 10 g Kokosöl
* 1 Prise Zimt

ZUBEREITUNG:
Die Banane schälen und mit einer Gabel zerdrücken. Die Eier aufschlagen, mit der zerdrückten Banane verquirlen und mit dem Salz würzen.

Das Kokosöl in einer Pfanne erhitzen. Aus dem Teig Pancakes im heißen Kokosöl braten.

Auf einem Teller anrichten und mit Zimt bestäuben.

Zubereitungszeit: 10 Minuten

TIPP: *Du kannst auch die Eier und die geschälte Banane zusammen in den Mixer geben und zu einem glatten Teig vermischen.*

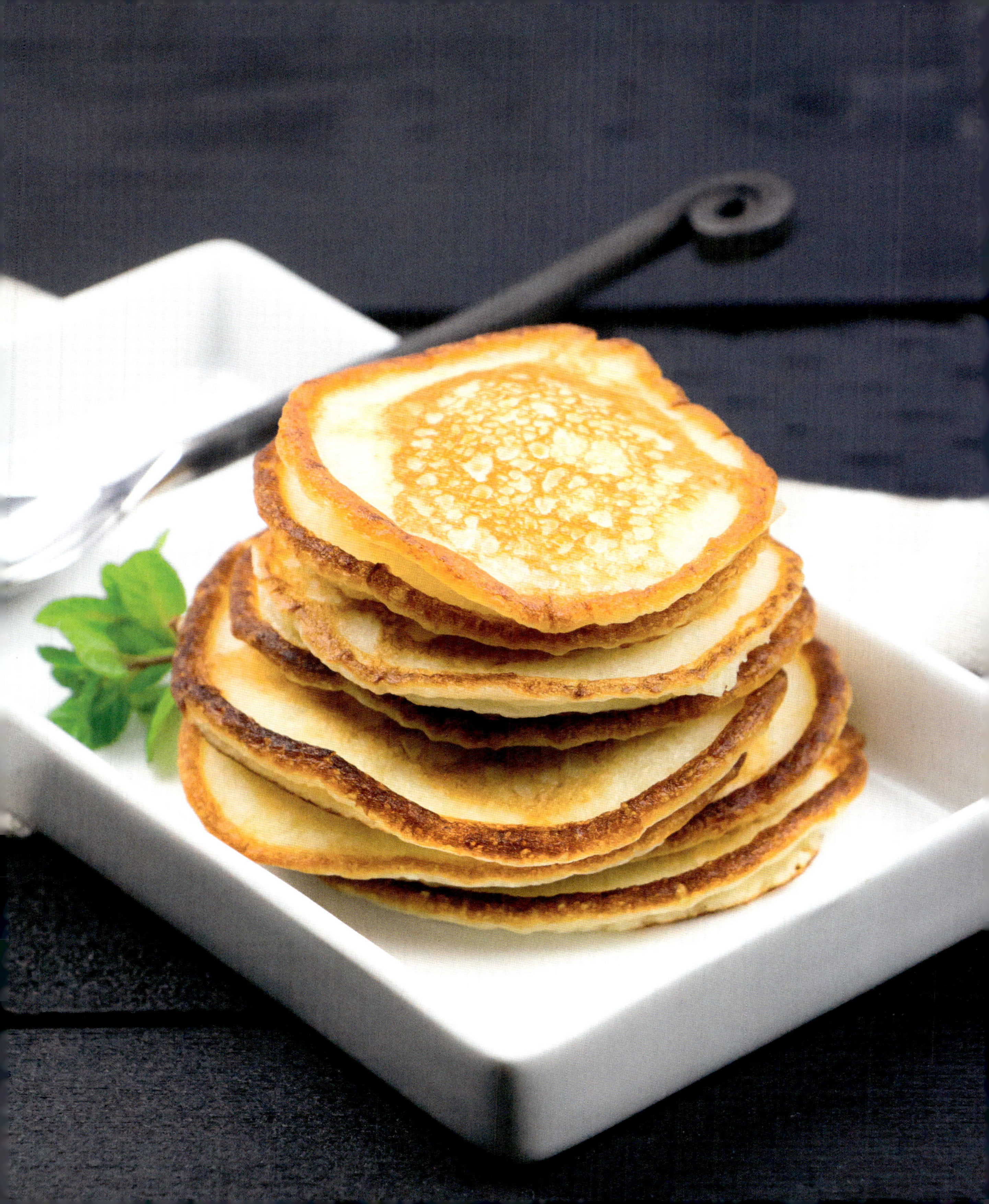

SÜSSKARTOFFELWAFFELN

ZUTATEN:

* 90 g Süßkartoffel
* 2 Eier
* 10 g Mandelmus
* 1 Prise Meersalz
* 5 g Kokosöl
* 1 Prise Zimt
* Erythrit (optional)

Außerdem nötig:

* Waffeleisen

ZUBEREITUNG:

Die Süßkartoffel schälen und fein raspeln. In einer Schüssel die Eier mit den Süßkartoffelraspeln und dem Mandelmus vermengen, alles leicht salzen.

Ein Waffeleisen vorheizen und mit Kokosöl einreiben. Aus dem Teig darin Süßkartoffelwaffeln backen.

Die Waffeln mit Zimt bestäuben und warm servieren. Wenn du es etwas süßer magst, kannst du noch etwas Erythrit darüberstreuen.

Zubereitungszeit: 15 Minuten

TIPP: *Wenn die Waffel im Waffeleisen noch nicht durch ist, reißt sie in der Mitte schnell auseinander, falls man es zu hastig öffnet. Öffne das Waffeleisen deshalb vorsichtig und löse mit einem schmalen Messer behutsam die Waffel vom Eisen.*

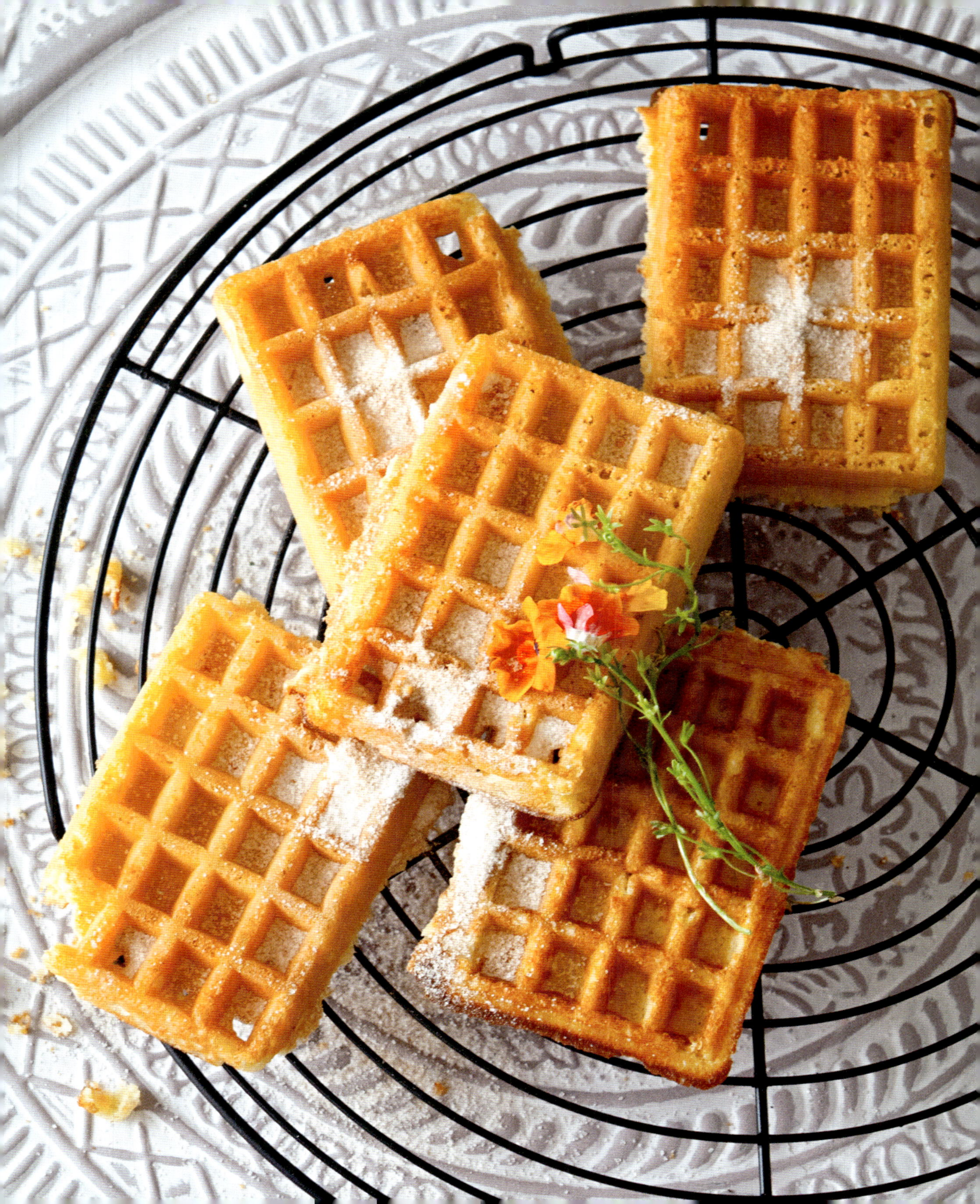

JAMAIKANISCHES FRÜHSTÜCK

ZUTATEN:
* 60 g Kochbanane
* 8 g Kokosöl
* 2 Eier
* 1 Prise Fleur de Sel
* 5 g Kokosraspel
* 1 Prise Zimt (optional)

ZUBEREITUNG:
Die Kochbanane schälen und in Scheiben schneiden.

Das Kokosöl in einer Pfanne erhitzen, die Bananenscheiben darin verteilen und auf beiden Seiten knusprig anbraten.

Wenn die Bananenscheiben knusprig goldbraun sind, herausnehmen. Die Eier im verbliebenen Fett zu Spiegeleiern braten.

Die Kochbananenscheiben mit den Spiegeleiern anrichten und mit Fleur de Sel würzen. Mit Kokosraspel garnieren und nach Wunsch mit etwas Zimt bestäuben.

Zubereitungszeit: 10 Minuten

TIPP: *Reife Kochbananen sind intensiv gelb und übersät mit schwarzen Flecken. Hellgelbe oder grüne Kochbananen lassen sich nur schwer schälen und schmecken trocken.*

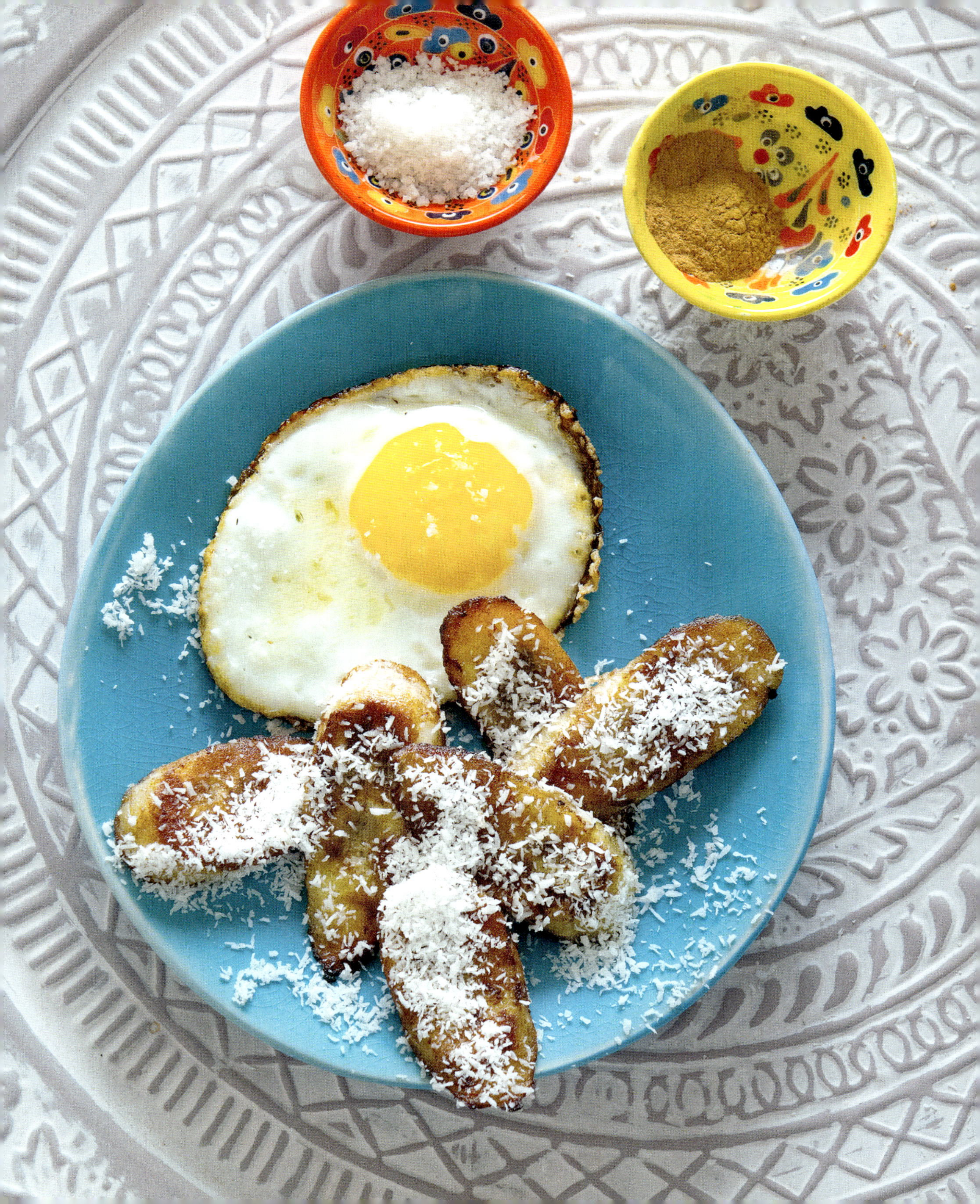

EAT CLEAN

MITTAGESSEN TO GO

Sahnige Suppen, fruchtige Salate, Räucherlachs, Melone oder Grünkohl: Hier ist für jeden Geschmack das richtige Rezept dabei. Gelungenen Mittagspausen für Genießer steht somit nichts mehr im Weg!

RÄUCHERLACHS MIT AUBERGINENDIP

ZUTATEN:

* 250 g Aubergine (ca. 1)
* frische Petersilie
* 10 g Tahin
* 1 EL Olivenöl
* 1 EL Zitronensaft
* Meersalz
* 1 Prise frisch gemahlener Pfeffer
* 185 g Kartoffeln (am besten kleine neue)
* 130 g Räucherlachs

ZUBEREITUNG:

Den Backofen auf 180 °C Umluft vorheizen.

Die Aubergine waschen und mehrmals mit einem Messer einstechen. In eine Auflaufform legen und für 45 Minuten im Ofen backen, bis sie dunkel ist und zusammenfällt. Herausnehmen und abkühlen lassen.

Die Petersilie waschen, ein paar Stängel trocken schütteln, zum Dekorieren beiseitelegen, den Rest hacken.

Die Aubergine nach dem Abkühlen halbieren und das Fruchtfleisch mit einem Löffel herausschaben. Mit der Tahin, der gehackten Petersilie, Olivenöl und Zitronensaft mischen. Mit Salz und frisch gemahlenem Pfeffer abschmecken.

Die Kartoffeln in einen Topf legen und mit Wasser bedecken. Das Wasser einmal aufkochen und anschließend bei mittlerer Temperatur 15 Minuten lang köcheln lassen. Das Wasser abgießen und die Kartoffeln abkühlen lassen.

Die kleinen Kartoffeln halbieren und gut salzen. Mit dem Lachs und dem Auberginendip anrichten und mit der restlichen Petersilie garnieren.

Zubereitungszeit: 70 Minuten

TIPP: *Wenn du die Kartoffeln kochst und vor dem Verzehr erst einmal abkühlen lässt, entsteht aus einem Teil der Kohlenhydrate resistente Stärke. Dadurch werden weniger Kohlenhydrate aufgenommen und der Kartoffelgenuss hat einen geringeren Effekt auf deinen Blutzuckerspiegel.*

SAHNIGE PETERSILIENCREMESUPPE

ZUTATEN:

* 200 g Petersilienwurzel
* 110 g weiße Süßkartoffel
* 30 g Schalotte
* 10 g Weidebutter
* 25 g Molkenproteinpulver
* 90 ml Sahne
* 1 Prise Meersalz
* 1 Prise frisch gemahlener Pfeffer
* 1 Prise frisch geriebene Muskatnuss
* einige Stängel frische Petersilie

ZUBEREITUNG:

Die Petersilienwurzel und die Süßkartoffel schälen und in Stücke schneiden. Die Schalotte abziehen und fein würfeln.

Die Weidebutter in einem Topf erhitzen und die Schalotte darin glasig dünsten. Das Gemüse dazugeben und kurz anschwitzen. Mit Wasser bedecken und 15 Minuten köcheln lassen.

Das Proteinpulver und die Sahne hinzufügen. Die Suppe mit einem Passierstab pürieren. Wenn nötig, noch etwas heißes Wasser hinzufügen. Anschließend die Suppe mit Salz, Pfeffer und Muskat abschmecken.

Die Petersilie waschen, trocken schütteln und hacken.

Die Suppe in einem tiefen Teller servieren und mit frischer Petersilie garnieren.

Zubereitungszeit: 25 Minuten

MANGO-AVOCADO-SALAT

ZUTATEN:

* 300 g Mango (ca. 1–2 Stück)
* 115 g Avocado (ca. ½)
* 155 g gegarte Garnelen
* 2 TL Olivenöl
* 2 TL Limettensaft
* 1 Prise Meersalz
* 1 Stängel frischer Koriander

ZUBEREITUNG:

Die Mango und die Avocado schälen, die Kerne entfernen und das Fruchtfleisch würfeln.

Die Mango- und Avocadowürfel mit den gegarten Garnelen mischen. Mit Olivenöl, Limettensaft und Meersalz abschmecken.

Den Koriander waschen, trocken schütteln und hacken und den Salat zum Schluss damit garnieren.

Zubereitungszeit: 15 Minuten

FRUCHTIGER GRÜNKOHLSALAT UND MANGOSMOOTHIE

ZUTATEN:

Für das Hauptgericht:

* 2 TL Apfelessig
* 4 TL Olivenöl
* 1 TL Erythrit
* 1 Prise Meersalz
* 1 Prise frisch gemahlener rosa Pfeffer
* 200 g Grünkohl
* 160 g Mango (ca. ¾)
* 50 g Erdbeeren (ca. 2–3)
* 50 g Heidelbeeren
* 50 g Himbeeren
* 15 g gehobelte Mandeln

Für den Nachtisch außerdem:

* 50 ml Kokosmilch
* 30 g veganes Proteinpulver
* 2 EL Mineralwasser mit Sprudel

ZUBEREITUNG:

Apfelessig, Olivenöl und Erythrit mit Salz und Pfeffer zu einem Dressing verrühren.

Die Grünkohlblätter vom Strunk befreien und in feine Streifen schneiden. Diese Streifen mit den Händen kneten, bis sie weich werden. Dann mit dem Dressing in einer Schüssel vermengen.

Die Mango halbieren, schälen, entkernen und würfeln. Die Beeren waschen und leicht trocken tupfen. Die Hälfte der Mango und die Beeren auf dem Salat anrichten und mit den gehobelten Mandeln garnieren.

Für den Mangosmoothie zum Nachtisch die restliche Mango mit der Kokosmilch pürieren. Mit dem Proteinpulver vermengen und mit dem Mineralwasser glattrühren.

Zubereitungszeit: 30 Minuten

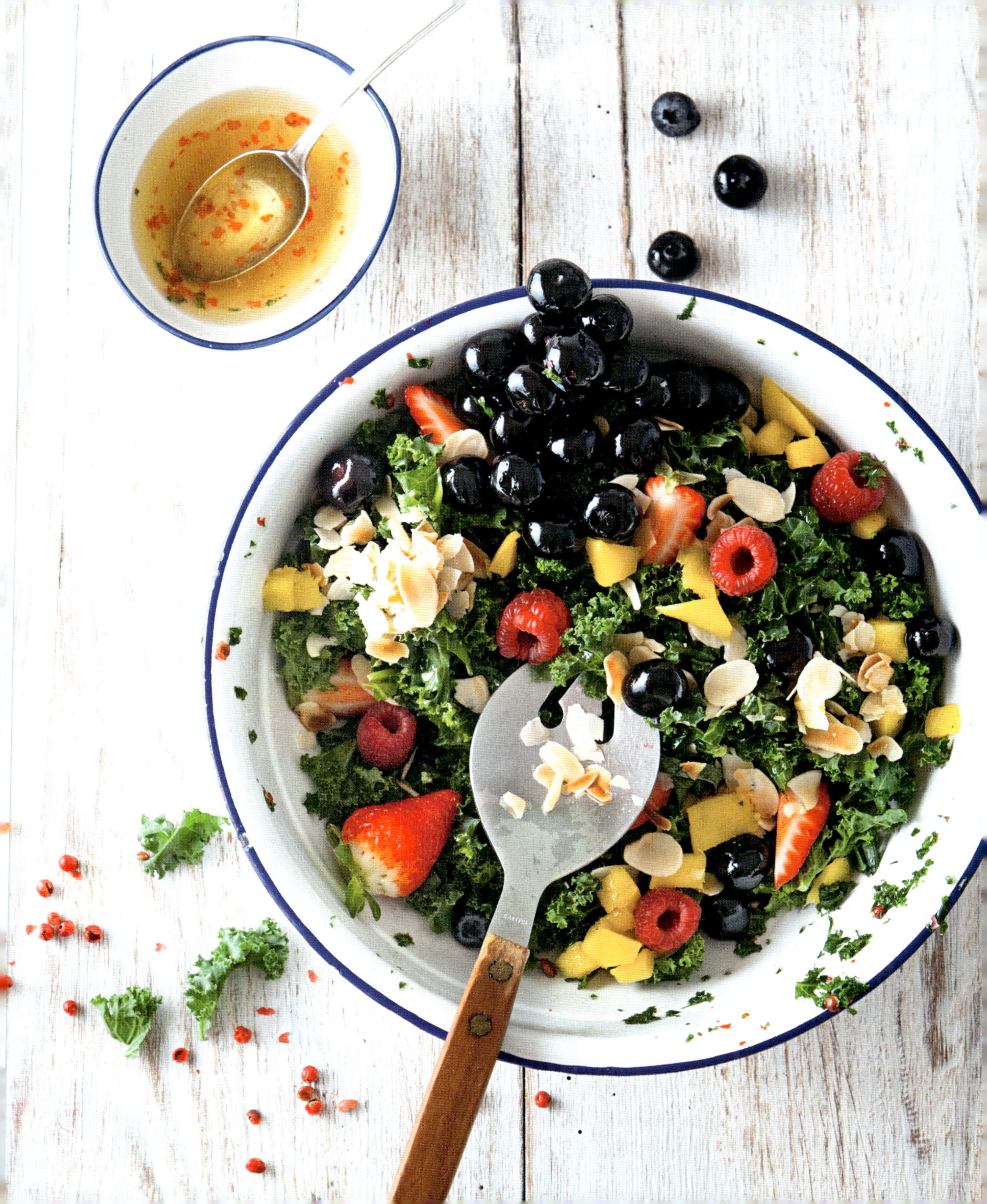

ROTE-BETE-SALAT MIT GEBACKENEM ZIEGENKÄSE

ZUTATEN:

* 330 g rohe Rote Bete (ca. 1–2)
* 150 g Karotte (ca. 1 große)
* 50 g junge Rote-Bete-Blätter (ca. 1 Handvoll)
* 135 g Ziegenkäse
* 1 TL Olivenöl
* 2 TL Apfelessig
* 1 Prise Himalaya-Salz
* 1 Prise frisch gemahlener rosa Pfeffer

ZUBEREITUNG:

Den Backofen in der Grillstufe auf 220 °C vorheizen.

Die Rote Bete und die Karotte schälen und auf einem Gemüsehobel in feine Scheiben schneiden.

Die jungen Blätter der Roten Bete waschen und mit dem gehobelten Gemüse in einer Schüssel mischen.

Den Ziegenkäse dünn mit Öl bestreichen und auf einem mit Backpapier belegten Backblech in den Ofen schieben. Auf der obersten Schiene etwa 10 Minuten goldbraun grillen.

Den Salat mit Apfelessig, Salz und Pfeffer abschmecken und mit dem Ziegenkäse auf einem Teller anrichten.

Zubereitungszeit: 20 Minuten

TIPP: *Ein ganz besonderes optisches Highlight wird der Salat, wenn du ihn nicht nur aus roten, sondern aus bunten Wurzeln zubereitest. Neben der Roten Bete gibt es eine gelbe Sorte sowie eine weiße und eine rot-weiß geringelte!*

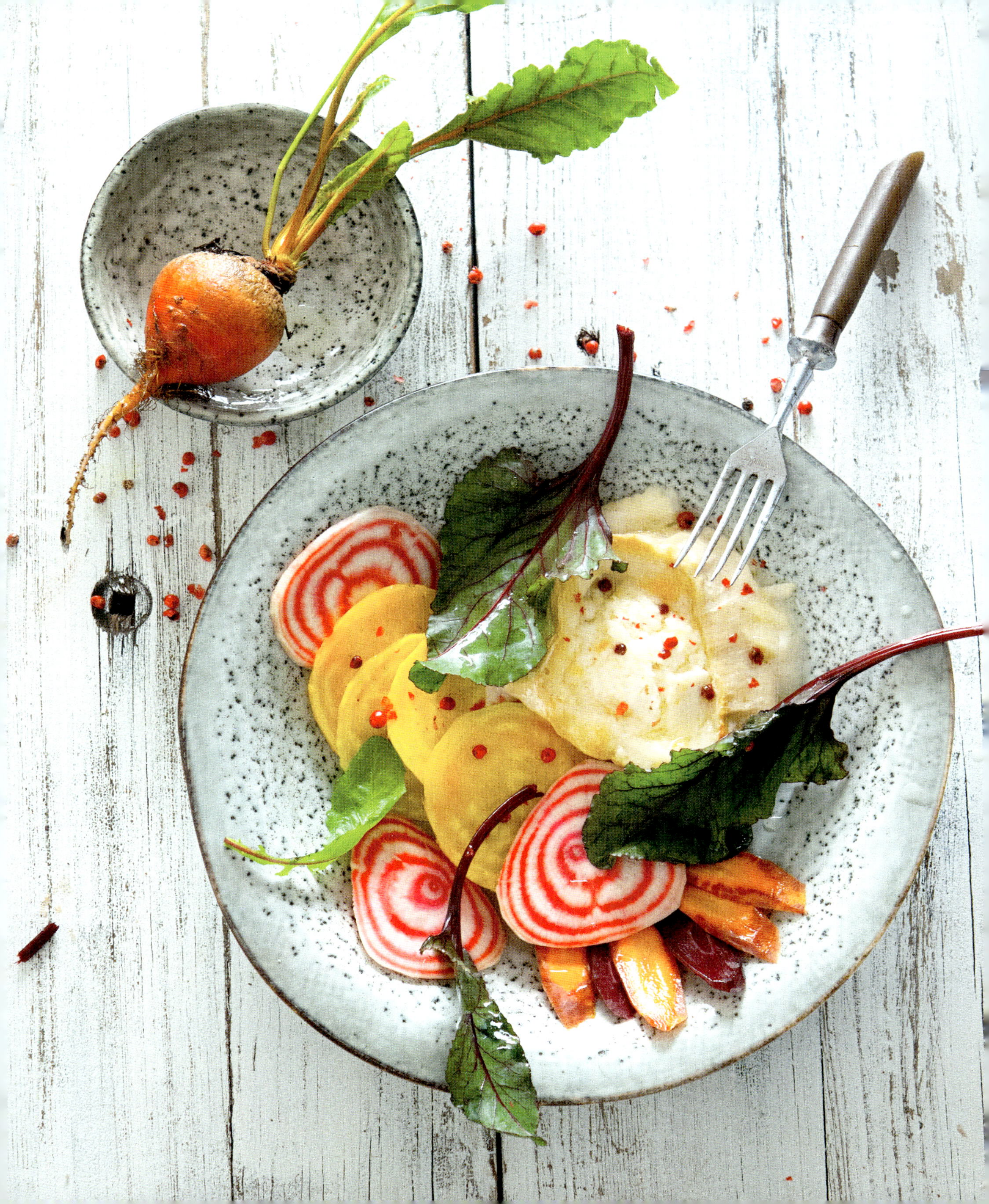

MELONEN-SALAT

ZUTATEN:

* 50 g Süßkartoffel
* 300 g Cantaloupe-Melone
* 100 g Hähnchenbrust
* 10 g Kokosöl
* 50 g Rucola (ca. 1 Handvoll)
* 100 g Kirschtomaten (ca. 5)
* 1 Stängel frischer Koriander
* 2 TL Limettensaft
* 1 EL Olivenöl
* 1 Prise Chili-Flocken
* 1 Prise edelsüßes Paprikapulver
* 1 Prise Meersalz
* 1 Prise frisch gemahlener schwarzer Pfeffer
* 20 g gehobelte Haselnüsse

ZUBEREITUNG:

Die Süßkartoffel schälen und in feine Würfel schneiden. Die Melone halbieren, das Fruchtfleisch herauslösen, die Kerne entfernen und das Fruchtfleisch in Würfel von 1–2 cm Kantenlänge schneiden.

Die Hähnchenbrust in ebenso große Würfel schneiden. Das Kokosöl in einer Pfanne erhitzen und die Hähnchenbrustwürfel darin anbraten.

Sobald das Fleisch rundum angebraten ist, die Süßkartoffelwürfel hinzugeben und anbräunen. Zuletzt die Melonenwürfel in die Pfanne geben und kurz mitdünsten, bis das Fruchtfleisch leicht angebräunt ist und weicher wird.

Den Rucola und die Kirschtomaten waschen, die Tomaten halbieren. Beides in einer Schüssel mischen und dann mit den Würfeln aus Hähnchenfleisch, Süßkartoffel und Melone vermengen.

Den Koriander waschen, trocken schütteln, die Blättchen abzupfen und fein hacken. Den Salat mit Limettensaft und Olivenöl anmachen, mit dem Koriander und den Gewürzen abschmecken. Zum Schluss mit den Haselnüssen bestreuen.

Zubereitungszeit: 20 Minuten

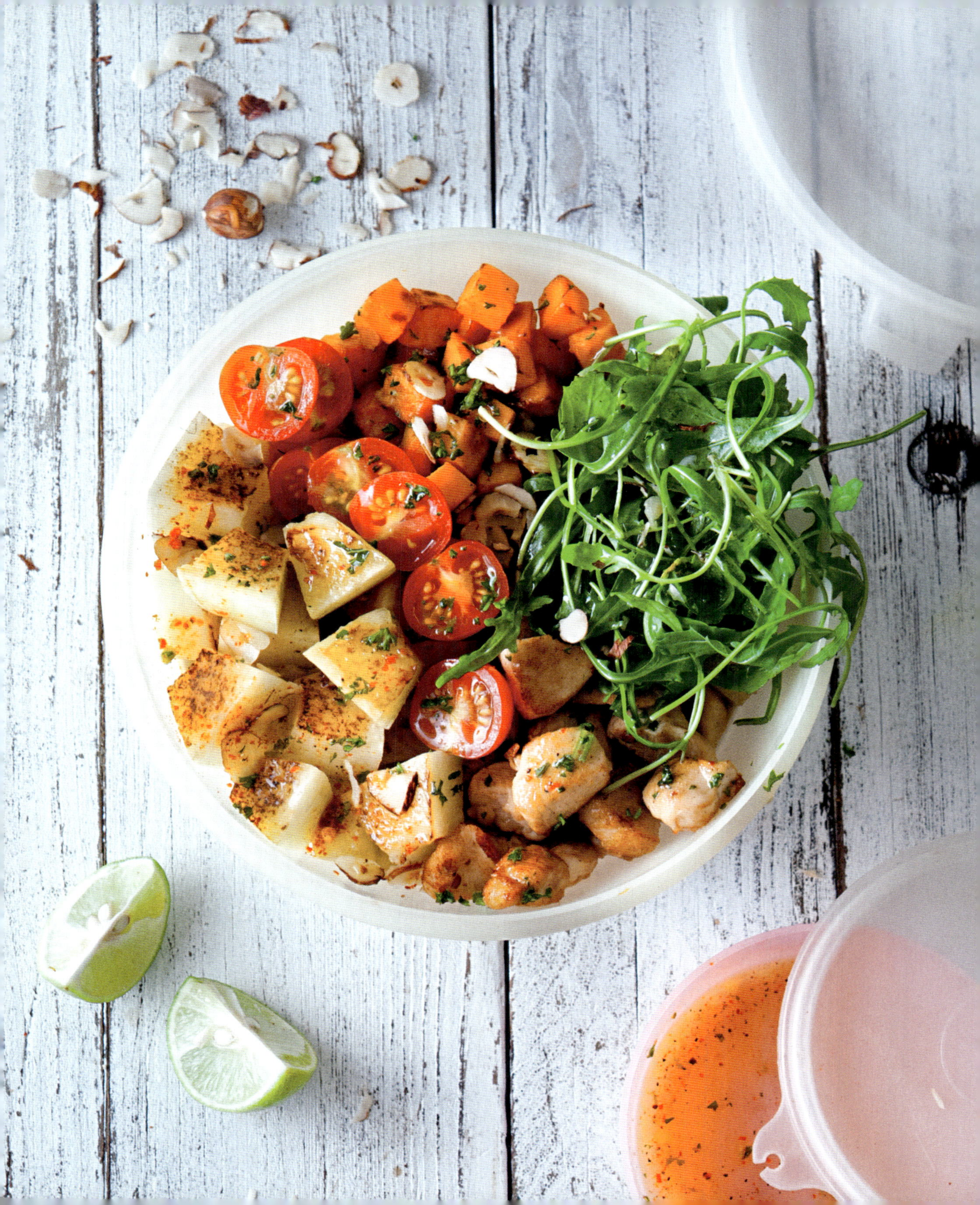

FELDSALAT MIT FEIGEN UND FEINEN RINDERSTREIFEN

ZUTATEN:

* 300 g frische Feigen (ca. 5)
* 80 g Feldsalat (ca. 2 Handvoll)
* 110 g Rinderhüftsteak
* 20 g Pekannüsse
* 5 g Kokosöl
* Fleur de Sel
* frisch gemahlener schwarzer Pfeffer
* 1 EL Olivenöl
* 1 EL Apfelessig

ZUBEREITUNG:

Die Feigen waschen und vierteln. Den Feldsalat waschen, trocken schütteln und putzen.

Das Rinderhüftsteak in feine Streifen schneiden. Die Pekannüsse grob hacken.

Das Kokosöl in einer Pfanne erhitzen und die Steakstreifen darin rundum anbraten. Maximal 2 Minuten unter Rühren anbraten, damit das Fleisch noch saftig bleibt. Mit Fleur de Sel und frisch gemahlenem Pfeffer würzen.

Den Feldsalat in einer Schüssel anrichten, die Feigen und die Steakstreifen darauf verteilen.

Den Salat mit Olivenöl und Apfelessig anmachen, mit Salz und Pfeffer abschmecken und mit den Pekannüssen garnieren.

Zubereitungszeit: 20 Minuten

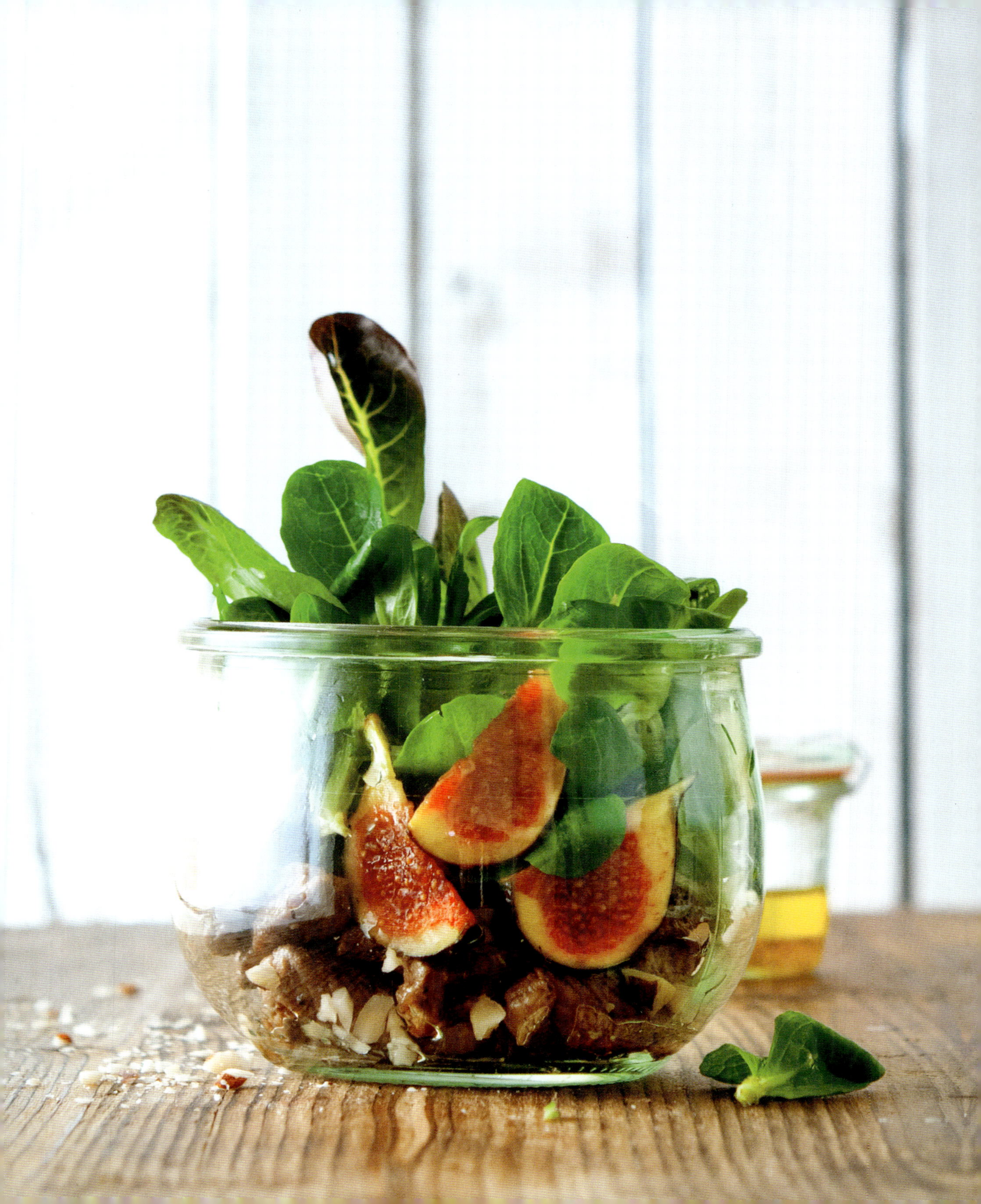

EAT CLEAN

DAS ABENDESSEN

Den köstlichen Abschluss des Challenge-Tages bilden in der Phase 3 leckere Kreationen, in denen Gemüse wie Süßkartoffeln, Pastinaken oder Kürbis zum Einsatz kommen. Auch die Kartoffelfans werden die Phase 3 mögen.

OFEN-WEDGES MIT SPARGEL UND PARMESAN

ZUTATEN:

* 200 g blaue Kartoffeln (Sorte: Vitelotte)
* Fleur de Sel
* 200 g grüner Spargel
* 2 Thymianzweige
* 2 EL Olivenöl
* 55 g frisch geriebener Parmesan
* frisch gemahlener schwarzer Pfeffer

ZUBEREITUNG:

Die Kartoffeln grob von Schmutz befreien, in einen Topf legen und mit ausreichend Wasser bedecken. Das Wasser salzen und aufkochen. Die Kartoffeln 20 Minuten kochen lassen. Anschließend das Wasser abgießen und die Kartoffeln auskühlen lassen. Die Kartoffeln können auch am Vortag gekocht werden.

Den Backofen auf 200 °C Ober- und Unterhitze vorheizen.

Den Spargel waschen und die holzigen Enden abschneiden. Die kalten Kartoffeln vierteln und auf einem mit Backpapier belegten Backblech verteilen. Auch die Spargelstangen auf dem Backpapier verteilen.

Thymianzweige waschen, trocken schütteln, die Blätter abzupfen. Einige beiseite legen, die anderen in einer Schüssel mit dem Olivenöl mischen. Das Öl über das Gemüse träufeln. Damit das Gemüse von allen Seiten benetzt ist, auf dem Backblech kurz im Öl wenden. Die Kartoffeln und den Spargel mit dem Parmesan bestreuen und ausgiebig mit Fleur de Sel und Pfeffer würzen.

Etwa 20 Minuten backen, bis der Parmesan schön geschmolzen und golden angebräunt ist.

Das Parmesan-Gemüse auf einem Teller anrichten und mit den übrigen Thymianblättchen garnieren.

Zubereitungszeit: 30 Minuten (plus 30 Minuten Vorbereitungszeit, um die Kartoffeln zu kochen)

TIPP: *Die blaue Kartoffel stammt aus Südamerika, von wo auch unsere „normale" weiße Kartoffel vor vielen Jahrhunderten eingeführt wurde. Blaue Kartoffeln, auch Violette genannt, sind reich an Anthocyanen. Dieser natürliche Pflanzenfarbstoff, der die violettblaue Farbe der Kartoffel verursacht, hat eine antioxidative Wirkung.*

RINDERFILET MIT PRINZESS-BOHNEN-GEMÜSE

ZUTATEN:

* 165 g Süßkartoffeln
* 200 g Prinzess-bohnen
* 115 g Rinderfilet
* 15 g Ghee
* einige Stängel Schnittlauch
* 20 g Butter
* 1 Prise Fleur de Sel
* 1 Prise frisch gemahlener schwarzer Pfeffer

ZUBEREITUNG:

Die Süßkartoffeln schälen und in feinste Scheiben schneiden. Die Prinzessbohnen waschen und die Enden abschneiden.

Das Fleisch in feine Streifen schneiden.

Die Hälfte des Ghees in einer Pfanne erhitzen und das Gemüse darin anbraten. Etwas Wasser angießen und das Gemüse abgedeckt etwa 5 Minuten bissfest dünsten.

Das restliche Ghee in einer zweiten Pfanne erhitzen. Die Rinderfiletstreifen darin knapp eine Minute anbraten, bis äußerlich kein rohes Fleisch mehr zu sehen ist.

Den Schnittlauch waschen, trocken schütteln und in Röllchen schneiden.

Das Gemüse auf einem Teller anrichten und das Fleisch darauf verteilen. Mit Butter, Salz und Pfeffer abschmecken und mit den Schnittlauchröllchen garnieren.

Zubereitungszeit: 15 Minuten

TIPP: *Mit einem Holzkochlöffel kannst du testen, ob das Fett heiß genug ist, um das Fleisch darin zu braten. Dazu einfach den Löffelstiel in das heiße Fett eintauchen. Beginnt es um ihn herum zu brutzeln und bilden sich Bläschen, ist das Fett heiß genug.*

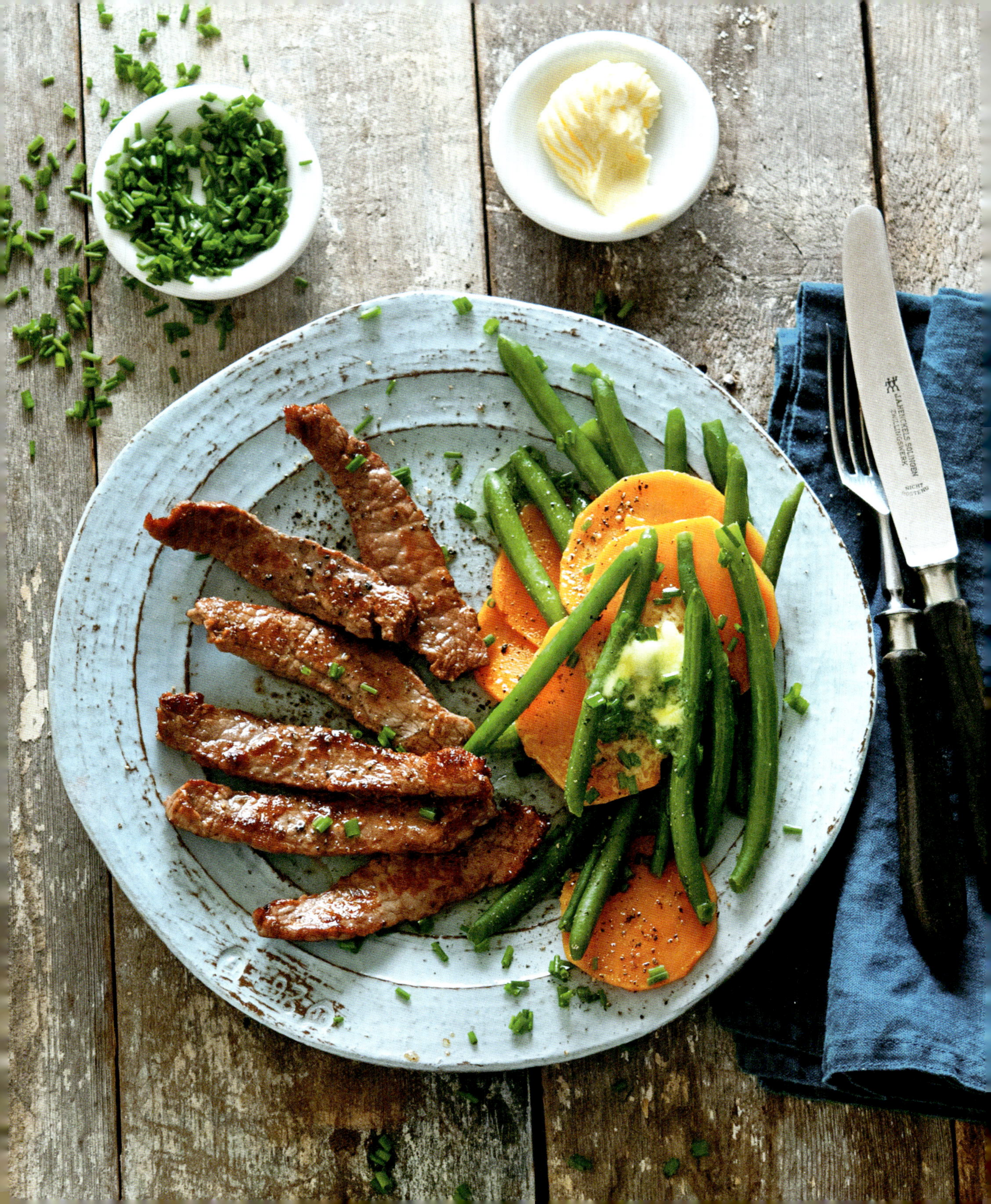

KNOBLAUCH-GARNELEN AUF ZUCKERSCHOTEN

ZUTATEN:

* 150 g rote Paprikaschote (ca. 1)
* 300 g Zuckerschoten
* 1 Knoblauchzehe
* 1 Zitrone
* 100 g Garnelen
* 2 EL Olivenöl
* 1 EL Zitronensaft
* Fleur de Sel
* 1 Prise frisch gemahlener rosa Pfeffer
* 1 Prise Chili-Flocken
* 60 g Avocado (ca. ½ kleine)

Außerdem nötig:

* 4 Bögen Pergamentpapier

ZUBEREITUNG:

Den Backofen auf 180 °C Umluft vorheizen.

Die Paprikaschote waschen und halbieren. Die Kerne entfernen und das Fruchtfleisch in Streifen schneiden. Die Zuckerschoten waschen und die Enden abschneiden.

Die Knoblauchzehe schälen, mit einem Messer zerdrücken und vierteln. Die Zitrone in Scheiben schneiden.

Das Gemüse auf 4 Bögen Pergamentpapier verteilen. Die Garnelen abwaschen und auf dem Gemüse verteilen. Mit Olivenöl und Zitronensaft beträufeln und jeweils eine viertel Knoblauchzehe dazulegen.

Mit Fleur de Sel, rosa Pfeffer und Chili-Flocken würzen und mit Zitronenscheiben belegen.

Die Pergamentblätter so zufalten, dass seitlich keine Flüssigkeit austreten kann. Die Päckchen für 20 Minuten in den Ofen geben, anschließend vorsichtig öffnen.

Die Avocado halbieren, den Kern entfernen, die Schale abziehen und das Fruchtfleisch in Scheiben schneiden. Das Gemüse und die Garnelen mit den Avocadoscheiben servieren und das Gericht bei Tisch mit Salz und Pfeffer abschmecken.

Zubereitungszeit: 35 Minuten

TIPP: *Das Gericht ist für eine Person berechnet. Dennoch solltest du für diese Portion vier Bögen Pergamentpapier verwenden, da das Gemüse in kleineren Portionen besser gar wird.*

PASTINAKEN-POMMES MIT AVOCADO-DIP

ZUTATEN:

Für die Pommes:
* 190 g Pastinake
* 2 TL Olivenöl
* Fleur de Sel

Für die Guacamole:
* 60 g Avocado (ca. ½ kleine)
* 1 Prise edelsüßes Paprikapulver

Für den Salat:
* 60 g Eisbergsalat (ca. 6 Blätter)
* 2 TL Olivenöl
* 2 TL Apfelessig

Für den Nachtisch:
* 5 g Kakaopulver
* 30 g veganes Proteinpulver
* Mineralwasser mit Kohlensäure
* 10 g Mandelmus
* 1 TL Erythrit (optional)

ZUBEREITUNG:

Den Backofen auf 180 °C Umluft vorheizen.

Die Pastinake schälen, halbieren und in Stifte schneiden. In einer Schüssel mit dem Olivenöl vermengen. Die Stifte auf ein mit Backpapier belegtes Backblech legen, ausgiebig mit Fleur de Sel bestreuen und etwa 20 Minuten im Ofen anbräunen.

Für die Guacamole die Avocado halbieren, den Kern entfernen, die Schale abziehen und das Fruchtfleisch mit einer Gabel zerdrücken. Mit dem Paprikapulver und Fleur de Sel abschmecken.

Den Eisbergsalat waschen, kurz abschütteln, die Blätter in Stücke zupfen und auf einem Teller anrichten. Mit Olivenöl und Apfelessig beträufeln. Die Pastinaken-Fries und die schnelle Guacamole als Dip dazu reichen.

Für einen Nachtisch das Kakaopulver mit dem Proteinpulver vermischen. Das Pulver mit Mineralwasser übergießen und 1 Minute quellen lassen. Das Mandelmus hineinrühren und noch so viel Wasser hinzugeben, dass sich eine angenehme Pudding-Konsistenz ergibt. Nach Wunsch noch mit Erythrit süßen.

Zubereitungszeit: 40 Minuten

PUTENSPIESSE MIT COUNTRY-POTATOES

ZUTATEN:

* 2 TL Olivenöl
* 1 Prise Meersalz
* 1 Prise Paprikapulver
* 1 Prise Chili-Flocken
* 170 g Süßkartoffeln
* 175 g Putensteak
* 100 g passierte Tomaten
* 1 TL Erythrit
* 1 TL Apfelessig
* 1 Prise Zwiebel, granuliert
* 1 Prise Fenchelsamen
* 1 Prise Selleriesamen
* 1 Prise Koriander
* 1 Prise Basilikum
* 1 Prise gemahlene Nelken
* 10 g Ghee

ZUBEREITUNG:

Den Backofen auf 200 °C Umluft vorheizen.

In einer Schüssel Olivenöl, Meersalz, Paprikapulver und Chili-Flocken mischen.

Die Süßkartoffel schälen und in Spalten schneiden. Die Spalten mit einem Teil des Gewürz-Öls bepinseln und auf ein mit Backpapier belegtes Blech legen. Für 35–40 Minuten im Ofen backen.

Das Putensteak der Länge nach in 2 cm breite Streifen schneiden und mit dem restlichen Gewürz-Öl marinieren. Die Streifen wie eine Ziehharmonika auf Spieße stecken und die Spieße zugedeckt beiseitestellen.

Für das Ketchup die passierten Tomaten, das Erythrit, den Apfelessig und die Gewürze in einem Topf vermischen. Leicht aufkochen lassen und eine Weile bei niedriger Temperatur köcheln und eindicken lassen.

5 Minuten bevor die Süßkartoffeln fertig sind, das Ghee in einer Pfanne erhitzen und die Putenspieße darin rundherum anbraten.

Die Spieße zusammen mit den Süßkartoffel-Wedges und dem Ketchup anrichten.

Zubereitungszeit: 60 Minuten

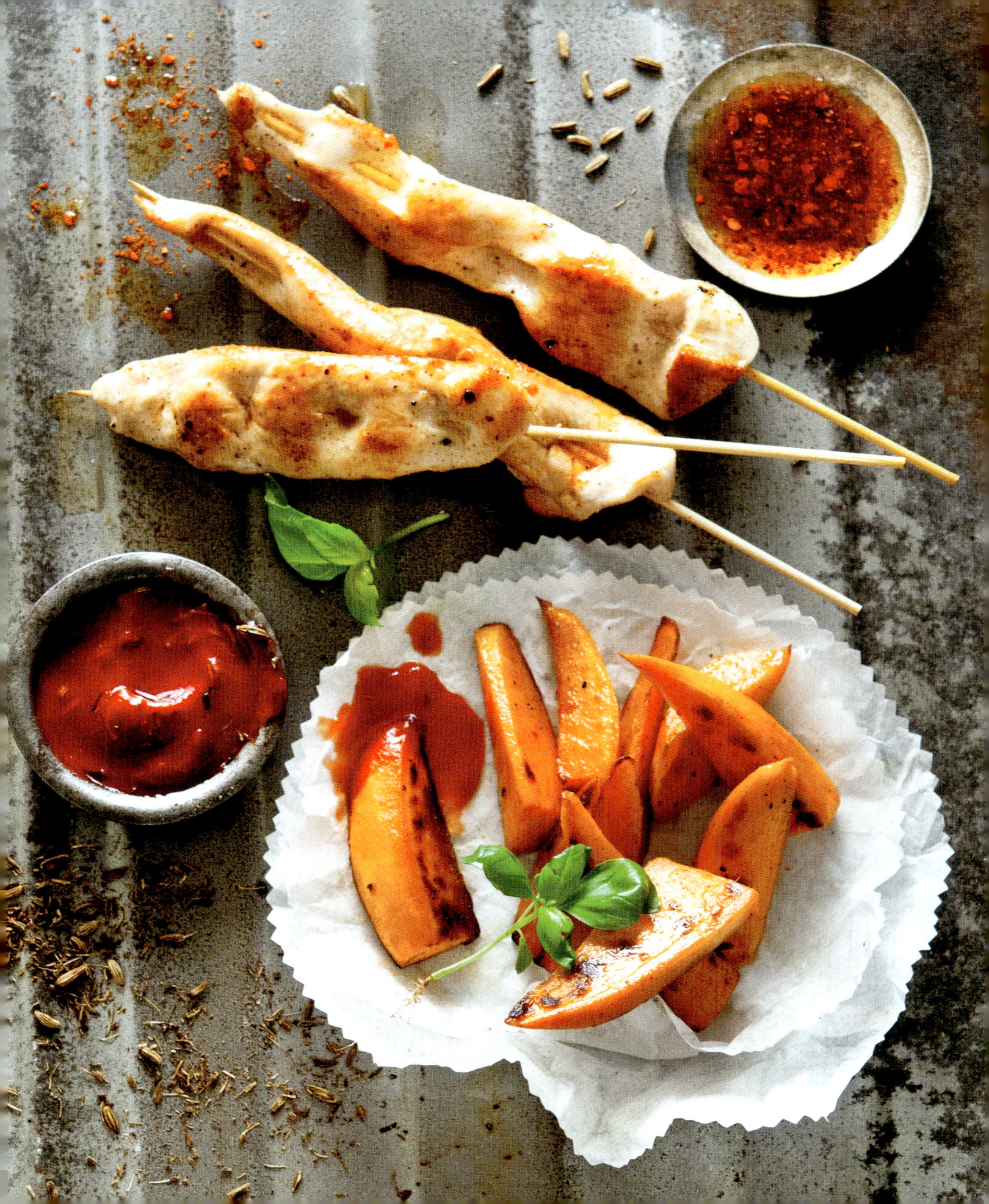

SÜSSKARTOFFELAUFLAUF

ZUTATEN:

* 170 g Süßkartoffel
* Himalaya-Salz
* 15 g Molken-proteinpulver
* 1 Prise Zimt
* 1 Prise frisch geriebene Muskatnuss
* 10 g Kokosöl
* 115 g Feta
* 10 g Macadamianüsse

ZUBEREITUNG:

Die Süßkartoffeln schälen und in große Stücke schneiden. In einen Topf geben und mit ausreichend Wasser bedecken. Das Wasser salzen und aufkochen. Die Süßkartoffeln 15–20 Minuten köcheln lassen, bis sie sich mit einer Gabel leicht durchstechen lassen.

Den Backofen auf 200 °C Ober- und Unterhitze vorheizen.

Die gekochten Süßkartoffeln in einer Schüssel zu einem Püree zerstampfen und das Proteinpulver hineinrühren. Mit Zimt, Muskatnuss und Salz abschmecken. Eine kleine Auflaufform mit dem Kokosöl einfetten, das Süßkartoffelpüree darin verteilen und glattstreichen.

Den Feta zerkrümeln und auf dem Püree verteilen.

Die Nüsse grob hacken. Das Gericht mit den gehackten Nüssen garnieren und für etwa 20 Minuten im Ofen backen, bis der Käse geschmolzen und angebräunt ist.

Zubereitungszeit: 60 Minuten

BUTTERNUT-KÜRBIS-SUPPE

ZUTATEN:

* 230 g Butternut-Kürbis (ca. 1 kleiner)
* 50 g Süßkartoffel
* 40 g Zwiebel (ca. ¼)
* 1 Knoblauchzehe
* 10 g Kokosöl
* 35 g veganes Proteinpulver
* 160 ml Kokosmilch
* 1 Zweig frisches Basilikum
* ½ TL getrockneter Thymian
* 1 Prise Meersalz
* 1 Prise frisch gemahlener Pfeffer

ZUBEREITUNG:

Den Kürbis schälen und die Kerne herausschaben. Das Fruchtfleisch grob würfeln. Auch die Süßkartoffel schälen und in Würfel schneiden.

Die Zwiebel schälen und fein hacken. Die Knoblauchzehe schälen und pressen. Das Kokosöl in einem Topf erhitzen und beides darin glasig dünsten.

Die Gemüsewürfel mit in den Topf geben, kurz andünsten und dann mit Wasser bedecken. Dann 20–25 Minuten köcheln lassen, bis sich die Gemüsewürfel leicht mit einer Gabel durchstechen lassen.

Die Suppe mit einem Passierstab pürieren. Proteinpulver, Kokosmilch und bei Bedarf noch etwas Wasser hinzugeben, sodass die Suppe eine angenehme Konsistenz erhält.

Das Basilikum waschen, trocken schütteln und fein hacken. Die Suppe mit Basilikum, Thymian, Meersalz und Pfeffer abschmecken und am besten heiß servieren.

Zubereitungszeit: 35 Minuten

REZEPTE

DESSERT

CHEAT CLEAN

SCHOKO-MANDEL-PUDDING

Geeignet für Phase: 1 / 2 / 3
Nährwerte: 4,6 g Kohlenhydrate, 7,9 g Protein, 30,5 g Fett

ZUTATEN:

* 100 ml Kokosmilch
* 10 g Mandelmus
* ¼ TL Bourbon-Vanille
* 10 g entöltes Kakaopulver
* 1 EL Erythrit
* 1 TL gemahlene Gelatine
* 1 TL Mandelsplitter

ZUBEREITUNG:

Die Kokosmilch in einen Topf geben und erhitzen. Das Mandelmus, die Vanille, das Kakaopulver und das Erythrit hinzugeben und einrühren. Unter ständigem Rühren das Erythrit auflösen. Die Kokosmilch sollte nicht kochen.

Die Gelatine einrühren und auflösen.

Den Pudding in ein Gläschen füllen und 1 Stunde im Kühlschrank erkalten lassen. Mit Mandelsplittern dekorieren.

Zubereitungszeit: 10 Minuten (plus: 1 Stunde Kühlzeit)

KOKOS-EIS MIT BEEREN-WIRBEL

Geeignet für Phase: 1 / 2 / 3
Nährwerte: 7,6 g Kohlenhydrate, 1,9 g Protein, 31,5 g Fett

ZUTATEN:

* 100 ml Kokosmilch
* 15 g Erythrit
* 1 EL MCT-Öl
* 1 kleine Prise Meersalz
* ¼ TL gemahlene Bourbon-Vanille
* 50 g TK-Himbeeren
* Saft einer Limette
* 2 Minzblätter

ZUBEREITUNG:

Die Kokosmilch am Vortag in eine Eiswürfelform gießen und gefrieren lassen.

Die vorbereiteten Kokos-Eiswürfel in einen Mixer geben. Das Erythrit, das MCT-Öl, das Salz und die Vanille hinzugeben. Alles zu einem feinen Mus pürieren und in eine Schüssel geben.

Unterdessen die gefrorenen Himbeeren mit dem Limettensaft pürieren. Das Beerenmus über das Kokoseis geben und mit einer Gabel vorsichtig unterheben, aber nicht ganz vermischen.

Das Eis noch einmal kurz zum Anfrieren in die Gefriertruhe stellen. Zum Servieren mit Minzblättern garnieren.

Zubereitungszeit: 10 Minuten (plus: einige Minuten zum Vorbereiten am Vortag)

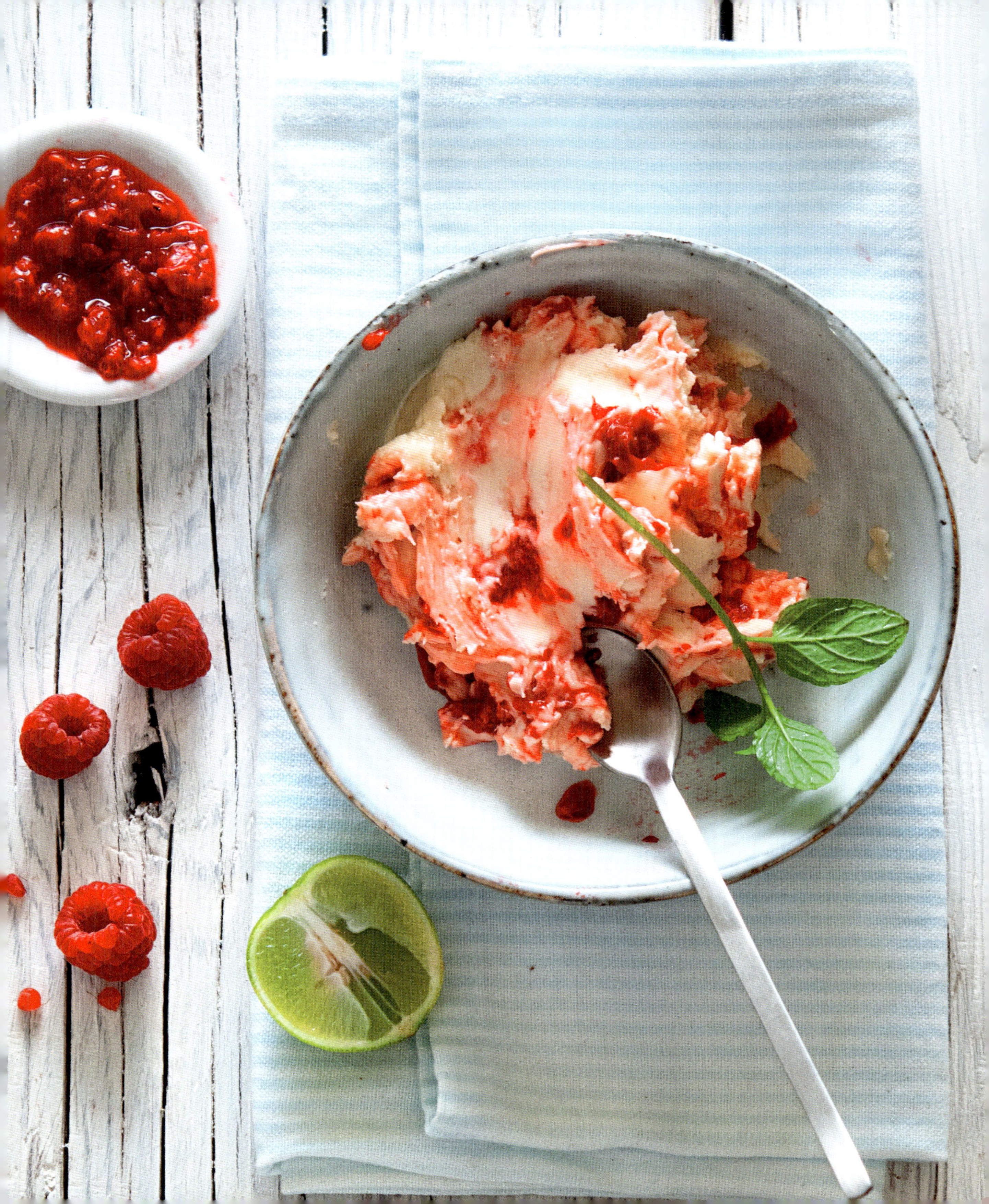

LIMETTEN-GUMMIBÄRCHEN

Geeignet für Phase: 3
Nährwerte: 12 g Kohlenhydrate, 10 g Eiweiß, 1 g Fett

ZUTATEN:

* 80 ml Limettensaft
* 20 g Erythrit
* 1½ EL gemahlene Gelatine
* etwas gepudertes Erythrit (optional)

Außerdem nötig:

* Eiswürfelförmchen

ZUBEREITUNG:

Den Limettensaft mit dem Erythrit aufkochen und rühren, bis das Erythrit gelöst ist. Dann die Gelatine nach Packungsanweisung mit dem süßen Limettensaft mischen. Mit der Gelatine darf die Flüssigkeit nicht mehr aufkochen.

Den Gummibärchen-Saft nun in Eiswürfelförmchen verteilen. Die Förmchen müssen biegsam sein, um die Gummibärchen hinterher wieder heraus zu bekommen. Jede Vertiefung nur zur Hälfte füllen, da flachere Gummibärchen stabiler sind.

Mindestens 5 Stunden im Kühlschrank lassen. Aus den Förmchen lösen und nach Belieben noch in gepudertem Erythrit wälzen.

Zubereitungszeit: 10 Minuten (plus: 5 Stunden Kühlzeit)

APFELRINGE MIT VANILLESAUCE

Geeignet für Phase: 2 / 3
Nährwerte: 14,4 Kohlenhydrate, 11,5 g Protein, 26,9 g Fett.

ZUTATEN:

* 100 g Apfel (ca. 1 kleiner)
* 20 g Kokosöl
* 1 Ei
* 1½ EL Mandelmilch
* 5 g entöltes Mandelmehl
* 1 TL Zimt
* 1 TL Erythrit

ZUBEREITUNG:

Den Apfel schälen und das Kerngehäuse ausstechen. Dann den Apfel in Ringe schneiden.

Die Hälfte des Kokosöls in einem Topf schmelzen und auf Handwärme abkühlen lassen.

Das Ei mit der Mandelmilch, dem Mandelmehl und dem handwarmen Kokosöl vermengen. Das restliche Kokosöl einer Pfanne erhitzen. Einen Apfelring nach dem anderen erst in der Teigmasse wenden, dann in der Pfanne goldbraun braten.

Den Zimt und das Erythrit mischen, die Apfelringe darin wenden.

Zubereitungszeit: 15 Minuten

PANNA COTTA MIT BEEREN

Geeignet für Phase: 2 / 3
Nährwerte: 7 g Kohlenhydrate, 5 g Eiweiß, 30 g Fett

ZUTATEN:

* 100 ml Sahne
* 20 g Erythrit
* 1 Prise Bourbon-Vanille
* 1 gehäufter TL gemahlene Gelatine
* 50 g TK-Blaubeeren

Außerdem nötig:

* 1 hitzebeständiges Glas

ZUBEREITUNG:

Die Sahne mit 15 g von dem Erythrit und der Vanille einmal aufkochen und 5 Minuten auf niedriger Stufe simmern lassen. Dann die Gelatine zügig einrühren. Darauf achten, dass die Flüssigkeit nicht mehr kocht, wenn die Gelatine hinzugefügt wird.

Die flüssige Panna Cotta in ein hitzebeständiges Glas füllen und mindestens 5 Stunden im Kühlschrank erkalten lassen.

Vor dem Verzehr die Blaubeeren mit dem restlichen Erythrit pürieren und die Panna Cotta damit garnieren.

Zubereitungszeit: 10 Minuten (plus: 5 Stunden Kühlzeit)

SALTED CRÈME BRULÉE

Geeignet für Phase: 1 / 2 / 3
Nährwerte: 3 g Kohlenhydrate, 8 g Eiweiß, 41 g Fett

ZUTATEN:

* 100 ml Sahne
* ½ TL Bourbon-Vanille
* 20 g Erythrit
* 1 Eigelb
* ¼ TL Himalaya-Salz

Außerdem nötig:

* 1 ofenfestes Auflaufförmchen

ZUBEREITUNG:

Den Backofen auf 120 °C Umluft vorheizen.

Die Sahne zusammen mit der Vanille in einen kleinen Topf geben. Kurz aufkochen. Die Hälfte des Erythrits hinzugeben und unter Rühren auflösen. Auf Handwärme abkühlen lassen.

Ein Ei aufschlagen und trennen. Das Eigelb mit dem Salz schaumig rühren. Die Sahne in einem dünnen Strahl zum Eigelb gießen und dabei kontinuierlich mit einem Schneebesen rühren.

Die Masse in ein flaches ofenfestes Auflaufförmchen füllen. Auf ein tiefes Backblech stellen und das Backblech mit Wasser füllen, bis das Förmchen zur Hälfte im Wasser steht.

Für 25 Minuten im Ofen backen, bis sich eine Haut bildet.

Danach die Creme für mindestens 90 Minuten im Kühlschrank abkühlen lassen.

Vor dem Servieren den Backofen auf die Grillfunktion stellen.

Das restliche Erythrit auf der Creme verteilen und die Creme auf einen Ofenrost möglichst dicht unter den Grill stellen. Backen, bis der Zucker geschmolzen ist.

Vorsicht: Das Erythrit verfärbt sich rasch schwarz, daher gut im Auge behalten.

Warm oder kalt genießen.

Zubereitungszeit: 35 Minuten (plus: 90 Minuten Kühlzeit)

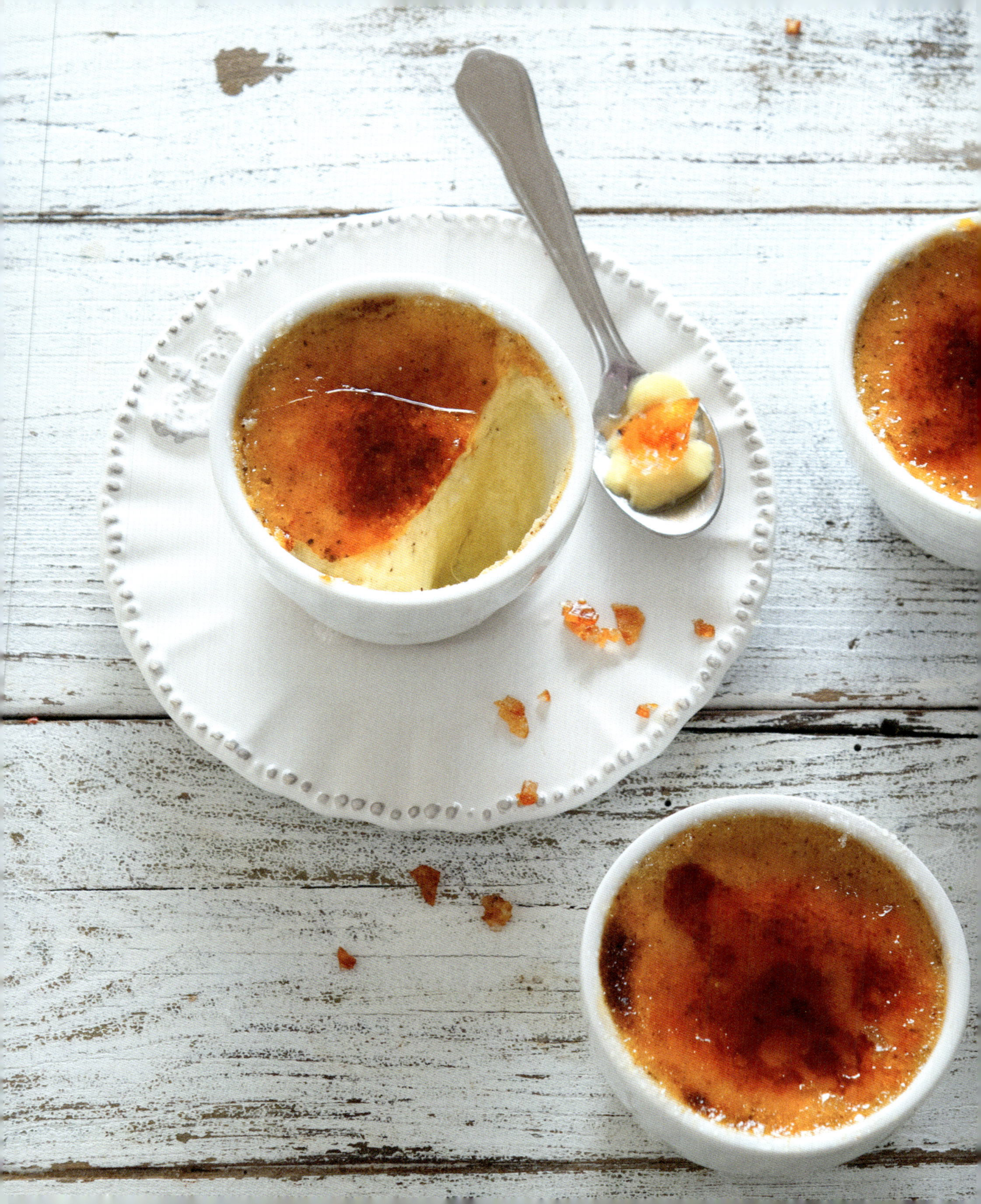

SCHOKOKUCHEN MIT FLÜSSIGEM KERN

Geeignet für Phase: 1 / 2 / 3
Nährwerte: 4,9 g Kohlenhydrate, 13,4 g Protein, 45 g Fett

ZUTATEN:

* 15 g Weidebutter
* 40 g Schokolade (99 % Kakao)
* 5 g Kakaopulver
* 5 g entöltes Mandelmehl
* 1 Ei
* 1 Prise Meersalz

Außerdem nötig:

* 1 ofenfestes Auflaufförmchen

ZUBEREITUNG:

Die Butter zusammen mit der Schokolade im Wasserbad schmelzen. Auf Handwärme abkühlen lassen. Dann das Kakaopulver und Mandelmehl unterrühren. Zuletzt das Ei und das Salz hineinmengen.

Die Masse in eine Mini-Auflaufform füllen und zugedeckt 30 Minuten im Kühlschrank erkalten lassen.

Den Backofen auf 200 °C Umluft vorheizen.

Die kleine Auflaufform auf ein hohes Backblech stellen. Das Backblech mit Wasser füllen, bis die Auflaufform zur Hälfte im Wasser steht.

Etwa 15 Minuten backen, bis die Ränder fest werden. Das Küchlein ist jetzt in der Mitte noch flüssig. Warm oder kalt genießen.

Zubereitungszeit: 25 Minuten (plus: 30 Minuten Kühlzeit)

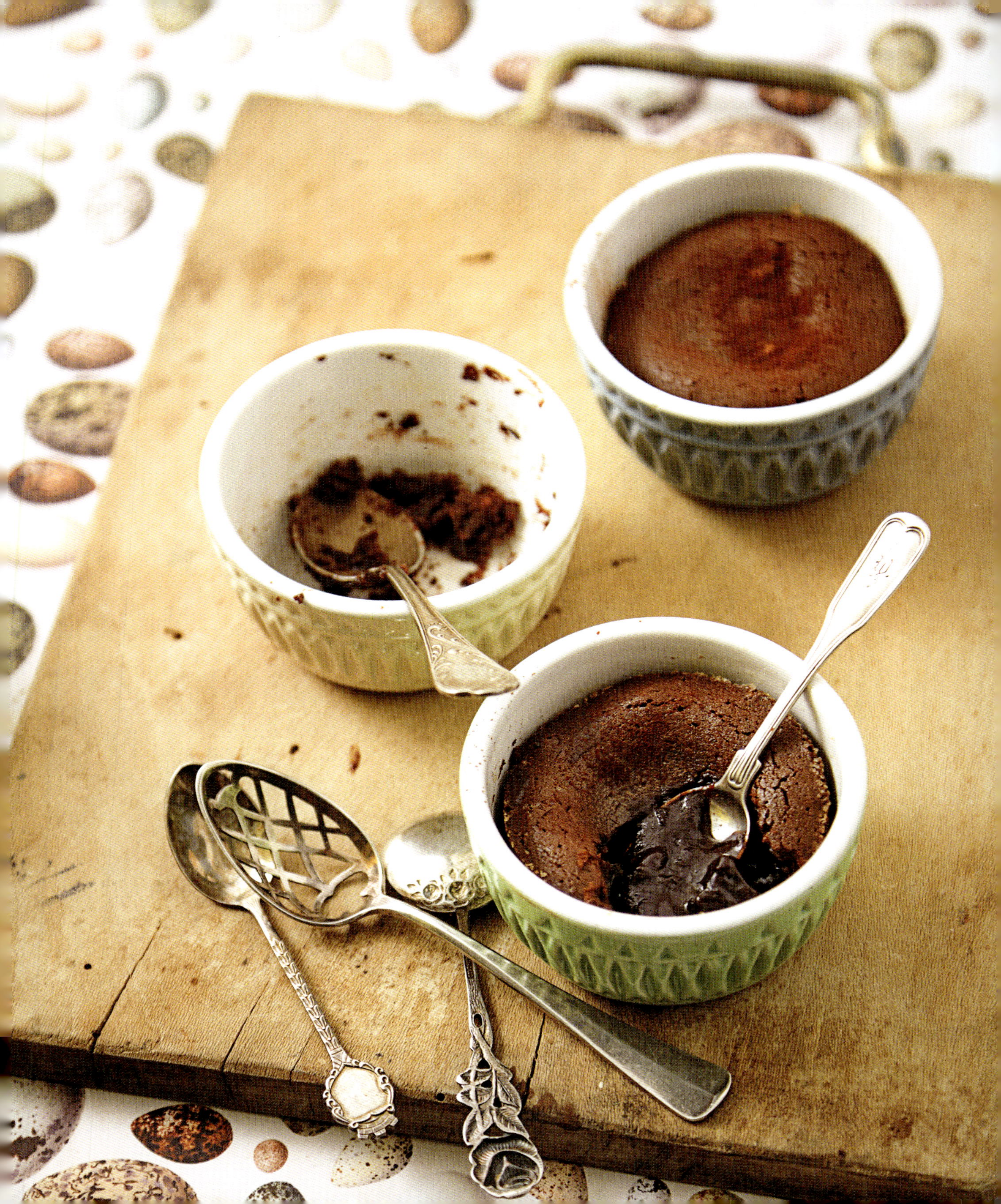

Stichwortregister

Rezeptregister

Impressum

1. Auflage 2017

Bildnachweis: Fotografie und Styling: Udo Einenkel
Foodstyling: Thomas von Wittich
Mit Ausnahme von: Seite 13: fotolia/ege; Seite 17: shutterstock/Oleksandra; Seite 21: thinkstock; Seite 27: shutterstock/Nookieme; Seite 35: fotolia/detailblick-foto; Seite 82: Maike Jessen/Südwest Verlag; Seite 121: shutterstock/YaJurka; Seite 157: Monika Schürle & Maria Grossmann/Südwest Verlag

Redaktionsleitung: Silke Kirsch
Projektleitung: Ann-Kathrin Kunz
Redaktion: Ina Raki
Layout: OH, JA!, München
Satz: kreativsatz, Nadine Thiel, Baldham
Umschlaggestaltung: OH, JA!, München, unter Verwendung der Fotos von Udo Einenkel
Bildredaktion: Sabine Kestler
Reproduktion: Mohn Media Mohndruck GmbH, Gütersloh
Druck und Bindung: DZS Grafik, Ljubljana

Printed in Slovenia

FSC www.fsc.org
MIX
Paper from responsible sources
FSC® C112556

Verlagsgruppe Random House FSC® N001967

ISBN 978-3-517-09573-8

www.suedwest-verlag.de